W0354834

Zu diesem Buch

Entspannung, Kraft und innere Ruhe tanken!
Dieser Zyklus von acht Übungen weckt Ihre innersten Energien und führt dazu, daß Sie endlich wieder Bäume ausreißen könnten.

Ingo Jarosch

DIE ACHT BROKATE

八段錦

Kraft und Entspannung aus dem Reich der Mitte

Fotos von Horst Lichte
Zeichnungen von
Matthias Wagner

rororo
Rowohlt

Originalausgabe
Veröffentlicht im Rowohlt Taschenbuch Verlag GmbH,
Reinbek bei Hamburg, Juli 1994
Copyright © 1994 by Rowohlt Taschenbuch Verlag GmbH,
Reinbek bei Hamburg
Lektorat Bernd Gottwald
Umschlaggestaltung Susanne Heeder
Satz ITC Galliard QuarkXPress 3.2.
Gesamtherstellung Clausen & Bosse, Leck
Printed in Germany
1990-3 499 ISBN 1 9648 4

Inhalt

Für Boris und Kolja

Zum Beginn

Wenn Sie wirklich etwas für Ihr körperliches und geistiges Wohlbefinden und damit für Ihre Gesundheit tun wollen, dann sollten Sie DIE ACHT BROKATE kennenlernen!

DIE ACHT BROKATE sind ein altchinesisches *Gesundheitssystem*, das Ihren Körper wieder mit der universalen Energie durchströmt und die in Ihnen schlummernden Kräfte weckt.

Selbst wenn Sie im Augenblick keine akuten Beschwerden haben, sich also gesund und munter fühlen, sollten Sie trotzdem nicht auf DIE ACHT BROKATE als optimales Vorsorgeprogramm verzichten.

Die schönen Übungen machen nicht nur wieder Ihre Muskeln und Gelenke geschmeidig, sondern sie versorgen auch Ihre Organe mit der lebensnotwendigen Energie. Auf den Hormon- und Stoffwechselhaushalt üben sie eine anregende und harmonisierende Wirkung aus. Streß und die damit zusammenhängenden gesundheitlichen, negativen Auswirkungen werden für Sie zu einem Fremdwort.

Wie das alles funktioniert? Nun, recht einfach. Auf den folgenden Seiten werde ich Ihnen die Übungen vorstellen, und dann können Sie selbst entscheiden, ob Sie sich darauf einlassen wollen.

Was müssen Sie tun? Betrachten Sie DIE ACHT BROKATE einfach als eine täglich notwendige Gesundheitshygiene, etwa so wie das morgendliche und abendliche Zähneputzen!

Ihr Zeitbudget wird kaum belastet, denn es reicht aus, wenn Sie sich *täglich 10 Minuten* Zeit nehmen!

Einleitung

Energie, die Mensch und Umwelt durchströmt und miteinander verbindet, Energieaustausch, Energiefluß, Energieübertragung, Energie verbrauchen, fühlen und anzapfen, Lebensenergie und universale Energie! Unabhängig von den bisher bekannten Vorstellungen wird das Wort ‹Energie› in immer wieder neuen Kombinationen und Wortschöpfungen verwendet. Energie wird darin als Teil unserer Lebensqualität schlechthin angesehen, ohne die nichts mehr geht.

Schon den alten Chinesen war vor mehr als 2000 Jahren bekannt, daß jeder die uns umgebende und in uns schlummernde universale Energie spüren kann. Sie hatten einfache Übungen entwickelt, mit denen nicht nur damals, sondern gerade auch heute jeder, der tatsächlich will, diese Energie für sich und seine Gesundheit entdecken und nutzen kann!

Die Beanspruchung durch privaten und beruflichen Streß erschöpft heute auf Dauer unsere Lebensenergie und damit unsere Gesundheit. Ständig verbrauchen wir unsere Ressourcen, ohne einen einzigen Gedanken daran zu verschwenden, daß irgendwann unsere ‹Batterien› einmal leer sein könnten.

Infolge der dauernden Überlastung haben wir verlernt, auf die Alarmsignale unseres Körpers und unserer Seele zu hören, eine körperliche und geistige Erschöpfung ist die Folge.

Nur halbherzig und deshalb vollkommen unzulänglich gestatten wir unserem Körper und unserem Geist, sich hin und wieder auszuruhen und sich dabei ein wenig zu erholen.

Viel sinnvoller wäre aber, regelmäßig und nicht nur bei Bedarf aktive Phasen der Entspannung und Erholung einzuplanen, in denen wir im wahrsten Sinne des Wortes wieder neue Energie tanken könnten.
Ein einfaches Mittel der aktiven Entspannung sind DIE ACHT BROKATE. Wenn Sie diese Übungen regelmäßig praktizieren, werden Sie schon bald ihre wohltuende Wirkung spüren und haben damit für sich eine Oase der Ruhe und Entspannung und eine Quelle neuer Energie gefunden.

Obwohl jeder seinen Einstieg in DIE ACHT BROKATE nach rein persönlichen und vielleicht vollkommen anderen Gesichtspunkten selbst wählen kann, hat sich in der Praxis doch bewährt, sich an die vorgegebene Reihenfolge zu halten. Die praktischen Hinweise dazu finden Sie im ersten Teil des Buches.
Ganz besonders möchte ich Ihnen auch meine kleinen Tips ans Herz legen, die Ihnen das Üben gerade in der Zeit des Kennenlernens sehr erleichtern. Erfahrungsgemäß sollten Anfänger, die sich noch nie mit vergleichbaren Gesundheitssystemen beschäftigt haben, mindestens einen Brokat und auch die richtige Haltung sowie die natürliche Atmung annähernd beherrschen, bevor sie sich, einer ersten Neugier folgend, ganz vorsichtig dem nähern, was ich als ‹geistigen Gehalt› der Übungen bezeichnen möchte.
Sollten Sie, bevor Sie überhaupt einen Brokat ausprobiert haben, schon sofort den Drang nach dem Blick über den berühmten Zaun verspüren, dann lesen Sie in einem ruhigen Augenblick den zweiten Teil, der Ihnen DIE ACHT BROKATE, losgelöst von der mehr technischen Ausführung, unter einem ganz anderen Blickwinkel und in einem ganz anderen Zusammenhang vorstellt. Lassen Sie das Gelesene einfach auf sich wirken. Gefällt es Ihnen zu diesem Zeitpunkt noch nicht, seien Sie auf keinen Fall enttäuscht, und üben Sie trotzdem DIE ACHT BROKATE in der beschriebenen Art und Weise beharrlich weiter. Gleichsam einem inneren Zwang folgend, werden Sie später immer wieder von ganz allein auf diesen Teil zurückkommen.

Im dritten Teil finden Sie DIE ACHT BROKATE in jeder einzelnen Bewegung durchgängig, als Folge von Zeichnungen, dargestellt. Sie sollten diesen Teil immer dann zu Rate ziehen, wenn Sie sich bei der genauen Ausführung eines Brokats unsicher fühlen.

TEIL I 一段錦

Im ersten Teil möchte ich Ihnen DIE ACHT BROKATE so vorstellen, daß ich Ihnen genau jede einzelne Phase der Übungen beschreibe.
Darüber hinaus finden Sie auch Hinweise zur richtigen *Haltung* und zur natürlichen *Atmung*. Weiterhin möchte ich Sie dazu anregen, Ihre *Übungsumgebung* bewußt auszuwählen und zu gestalten.
Auch zu der *geistigen Einstellung* bei der Ausführung und zum Ursprung des Gesundheitssystems DIE ACHT BROKATE werden Sie etwas finden.
Vergessen Sie auch nicht, in regelmäßigen Abständen eine kleine Zwischenbilanz zu ziehen, mit der Sie am schnellsten Fortschritte für sich registrieren können.

Hinweise zum Üben

- Um sich mit den Übungen und der teilweise unterschiedlichen Anfangsstellung vertraut zu machen, sehen Sie sich zur Einstimmung zunächst die Fotos jedes Brokats an, und lesen Sie in Ruhe den Text, der jede Übung genau beschreibt.
- Versuchen Sie, die Bewegungen aller acht Brokate langsam, wie in Zeitlupe, auszuführen.
- Versuchen Sie übergangslos aus- und einzuatmen. Wenn Sie mit Pausen oder zögernd atmen, werden auch Ihre Armbewegungen eckig und verlieren ihren natürlichen Fluß.
- Lernen Sie immer erst dann eine neue Übung, wenn Sie die vorangegangene wirklich beherrschen. Obwohl Sie DIE ACHT BROKATE in zwei bis drei Stunden erlernen könnten, bringt Ihnen hier ein langsames Einstudieren auf Dauer bedeutend mehr.
- Achten Sie sehr genau darauf, daß die Atmung mit den Bewegungen übereinstimmt.
- Vermeiden Sie anfangs die besonders tiefen Stellungen. Hierbei handelt es sich um Variationen, die Sie ruhigen Gewissens erst zu einem späteren Zeitpunkt in Ihr Übungsprogramm mit einbeziehen können. Es ist vollkommen ausreichend, wenn gegenüber der ‹normalen› Stellung die Füße etwas weiter auseinanderstehen und die Knie dadurch etwas mehr gebeugt sind. Sollten Sie trotz beharrlichen Übens hinsichtlich des tieferen Stehens keinen sichtbaren Fortschritt verzeichnen, müssen Sie trotzdem nicht befürchten, daß die wohltuende Wirkung und der gesundheitliche Charakter der Übungen für

Sie verlorengehen. Sie werden in einem späteren Kapitel erfahren, warum das so ist.

- Und noch etwas: Ich werde Ihnen im einzelnen zu jedem Brokat sagen, was Sie, unabhängig von den positiven Auswirkungen des gesamten Systems DIE ACHT BROKATE, bei richtiger Ausführung erwarten können. Da ich kein Mediziner bin, werde ich mich dabei auf die Aussagen beschränken, die ich aus eigener Erfahrung bestätigen kann oder die ich in der Literatur gefunden habe.
  DIE ACHT BROKATE ersetzen aber in keinem Fall eine vielleicht erforderliche Behandlung bei einem Arzt oder einer anderen für Heilberufe ausgebildeten Person.

Ich stelle Ihnen jetzt erst einmal DIE ACHT BROKATE vor. Die Fotos zeigen Ihnen, wann sich die Bewegung ändert und zwangsläufig also auch die Atmung wechselt.
Genaue Hinweise zur richtigen Atmung finden Sie später. Ebenso werde ich Ihnen dann noch eine sehr schöne und einfache Vorbereitungsübung vorstellen, mit der Sie überall ganz schnell ‹abschalten›, sich wirkungsvoll entspannen und neue Energie tanken können (S. 79 ff).

Erster Brokat:

DEN HIMMEL MIT BEIDEN HÄNDEN STÜTZEN

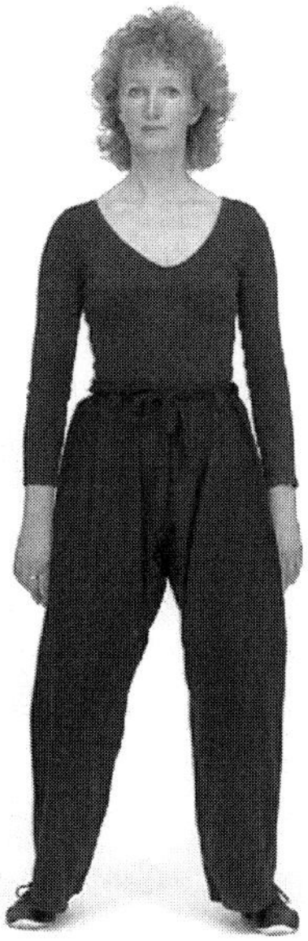

Nehmen Sie diese Ausgangsstellung ein. Dazu beugen Sie leicht die Knie und halten Ihren Rücken gerade. Achten Sie darauf, daß Sie in dieser Haltung Ihr Becken nicht nach vorne schieben oder Ihren Po nicht nach hinten herausstrecken. Versuchen Sie unverkrampft und locker zu sein. Lassen Sie Ihre Arme an der Seite herunterhängen. Wenn Sie wirklich locker stehen, sind auch die Pobacken nicht angespannt.
Prägen Sie sich diese Haltung genau ein, und versuchen Sie sich mit ihr zu identifizieren. Das geht z.B. sehr gut, wenn Sie mit geschlossenen Augen versuchen, diese Grundstellung zu erfühlen.

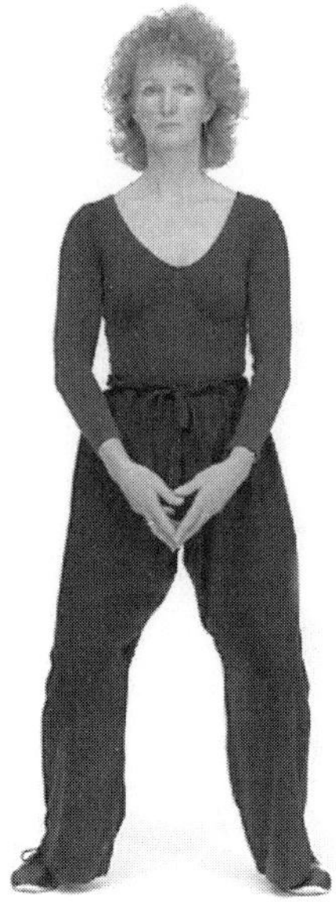

Beginnen Sie einzuatmen und falten Sie die Hände vor Ihrem Becken mit den Handflächen nach oben. Heben Sie die gefalteten Hände bis etwa in Kinnhöhe, wobei die Handflächen Ihnen immer zugewandt sind.

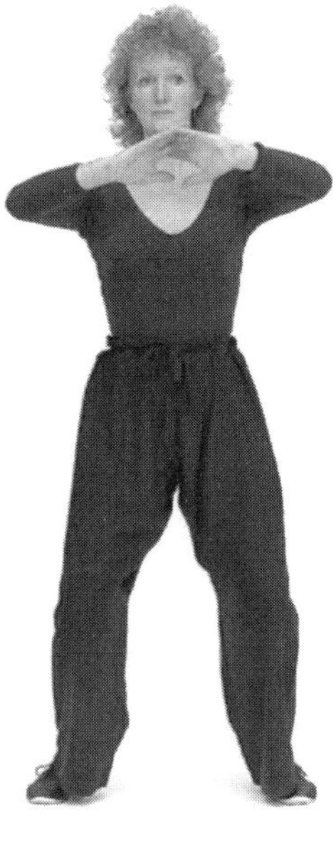

Beginnen Sie auszuatmen und senken Sie die immer noch gefalteten Hände in einem kleinen Bogen wieder bis in Bauchhöhe. Während der Abwärtsbewegung zeigen die Handflächen nach unten.

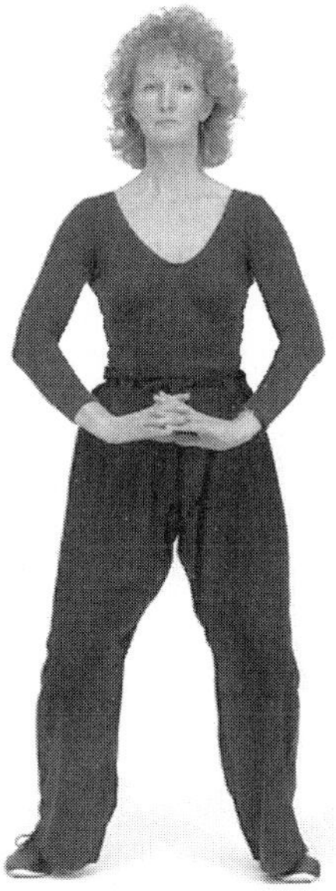

Beginnen Sie einzuatmen und heben Sie die immer noch gefalteten Hände in einer runden Bewegung bis über den Kopf. Während der Aufwärtsbewegung zeigen die Handflächen vom Körper weg und sind zum Schluß nach oben gerichtet.

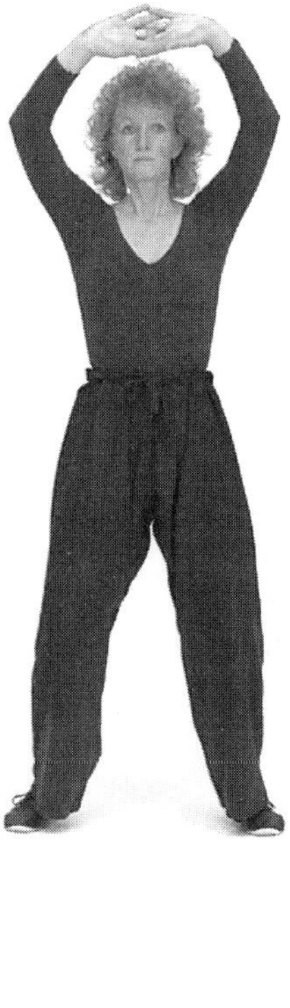

Beginnen Sie auszuatmen, lösen Sie die Finger und führen Sie die Hände, ohne dabei in den Schultern angespannt zu sein, in einer seitlichen Kreisbewegung nach unten; Sie stehen wieder in der Ausgangsstellung.

Wiederholen Sie diesen Brokat.

Worauf sollen Sie bei diesem Brokat achten?

Versuchen Sie, in Ihrer Vorstellung die Arme aus dem Bauch heraus und nicht in den Schultern zu heben. Sie erreichen damit, daß die Arme eher passiv und in keinem Fall angespannt bewegt werden. Stellen Sie sich, wie bei allen anderen Brokaten auch, einfach vor, daß sich Ihr Bauch beim Einatmen wie ein riesiger Ballon aufbläht und dabei Ihre Arme und Hände sanft nach oben trägt. Beim Ausatmen zieht sich der Ballon wieder zusammen, und Ihre Arme und Hände sinken langsam nach unten. Achten Sie darauf, daß auch während der Abwärtsbewegung Ihre Schultern locker bleiben, sie dürfen nicht angespannt nach hinten gedrückt werden.

Lassen Sie die Bewegung einfach Ihrem Atem folgen, das heißt, wenn Sie schneller atmen, müssen Sie auch die Bewegungen etwas schneller ausführen. Machen Sie nicht den Fehler, daß Sie die Bewegungen äußerlich schön im Zeitlupentempo ausführen, zwischendurch aber bei der Atmung mogeln und mehrmals Luft holen müssen.

Selbst wenn anfangs Ihre Atmung und Ihre Bewegungen zu schnell sind, lassen Sie sich nicht davon beirren. Wenn Sie DIE ACHT BROKATE besser beherrschen, Ihnen die ungewohnte Stellung nichts mehr ausmacht, sich Ihr Atemvolumen vergrößert hat, dann werden Sie von ganz allein langsamer.

Vergessen Sie nie: Atmung und Bewegung sind eins.

Was bewirkt dieser Brokat?

Diese Übung stärkt Ihre inneren Organe, insbesondere die Lunge. Durch die weit ausholenden Armbewegungen wird Ihre Lungenkapazität vergrößert, Sie nehmen mehr Sauerstoff auf, und der sorgt wiederum für eine bessere Gesamtdurchblutung aller Organe. Durch die Zwerchfellatmung werden Ihre Organe zusätzlich sanft massiert.

Diese Massage regt unter anderem die Verdauung an und normalisiert

sie. Infolge der verbesserten Verdauung und des verbesserten Stoffwechsels wird überflüssiges Fett aus dem Bauch abgebaut, mit einem Wort, dieser Brokat macht auf Dauer schlank.
Durch die ausgewogene und entspannte Haltung des Rückens, wie übrigens bei allen anderen Brokaten auch, wird die Rücken- und Schultermuskulatur entspannt, chronische Schmerzen infolge von Verspannungen werden erträglicher oder verschwinden im Laufe der Zeit ganz.
Durch das erhöhte Sauerstoffangebot im Blut wird die Müdigkeit vertrieben, die sich zwangsläufig immer dann einstellt, wenn Sie sehr viel mit eingefallenem Brustkorb z. B. am Schreibtisch sitzen und deshalb nicht richtig durchatmen können.

Die Haltung

An dieser Stelle möchte ich Ihnen eine Möglichkeit anbieten, wie Sie die beim ersten Brokat beschriebene Ausgangsstellung noch besser üben und überprüfen können.
Stellen Sie sich dazu an eine Wand und achten Sie darauf, daß auch die Fersen die Wand berühren. Halten Sie die Füße etwa schulterbreit auseinander. Bei der korrekten Haltung sollte ab dem Po aufwärts der Rücken bis hinauf zu den Schultern eine Linie bilden. Wenn Sie jetzt versuchen, diese Idealhaltung an der Wand auszuprobieren, werden Sie feststellen, daß sich das Hohlkreuz nicht vermeiden läßt, ja Sie haben sogar das Gefühl, nach vorne umzukippen.
Gehen Sie aber langsam in die Knie, merken Sie, wie sich Ihre gesamte Haltung entkrampft. Sie spüren, wie sich Ihr Rücken entspannt und Sie viel sicherer an der Wand stehen bleiben. Bequem können Sie jetzt etwas Ihr Becken nach vorne schieben, und das Hohlkreuz ist verschwunden. Wiederholen Sie das Hin- und Herschieben des Beckens einige Male, um für dessen richtige Position ein Gefühl zu bekommen. Sie spüren nun den Kontakt mit der Wand hinauf bis zu den Schulterblättern. Versuchen Sie nicht, die Schultern gewaltsam an die Wand zu drücken, sondern behalten Sie deren natürliche Rundung bei. Bringen Sie jetzt noch den Kopf in die richtige Position, indem Sie ihn nicht einfach nach hinten legen, sondern dabei das Kinn etwas anziehen, also ein ganz kleines Doppelkinn machen.
Vermeiden Sie, wie ein Brett an der Wand zu kleben, sondern versuchen Sie, entspannt und locker zu stehen und ruhig und tief zu atmen.

Bemühen Sie sich, eine Zeitlang diese Stellung beizubehalten. Überprüfen Sie gedanklich noch einmal die Haltung des Kopfes, der Schultern, des Rückens und des Beckens, lassen Sie Ihre Arme, in den Ellbogen leicht angewinkelt, Ihre Hände und Ihre Finger locker und entspannt an der Seite herunterhängen.
Probieren Sie jetzt einmal diese Haltung freistehend aus. Gehen Sie am besten Schritt für Schritt so vor, wie Sie es an der Wand geübt haben. Überprüfen Sie auch jetzt wieder die Haltung des Kopfes, der Schultern, des Rückens und des Beckens. Wenn Sie das Gefühl haben, richtig zu stehen, pendeln Sie leicht hin und her, indem Sie das Gewicht etwas mehr auf die Fußballen und wieder zurück auf die Fersen verlagern. Sehr genau spüren Sie die Veränderungen Ihres Gewichts in Ihren Füßen. Zum Schluß sollten Sie so stehen, daß Ihre Füße gleichmäßig belastet sind.
Haben Sie bisher oft die negativen Auswirkungen Ihrer falschen Haltung in Form von Schmerz, Müdigkeit, Verkrampfungen oder einfach nur Unbehagen gespürt, so werden Sie mit zunehmender Übung der hier dargestellten Haltung mehr als nur das korrekte Stehen damit verbinden. Sie werden auf Dauer vielmehr Wohlbehagen, Entspannung, ja sogar Harmonie in körperlicher und geistiger Hinsicht empfinden.
Diese wohltuende Haltung können Sie übrigens überall und vor allen Dingen auch unbemerkt einnehmen. Beugen Sie einfach ganz leicht Ihre Knie. Automatisch suchen Sie die oben beschriebene Idealstellung, indem Sie ganz leicht das Becken nach vorne schieben. Dabei hilft Ihnen vielfach nur die geistige Vorstellung des Haltungsideals, um auch tatsächlich die viel bessere und gesündere Haltung einzunehmen.

Zweiter Brokat:

DEN BOGEN SPANNEN UND DEN ADLER SCHIESSEN

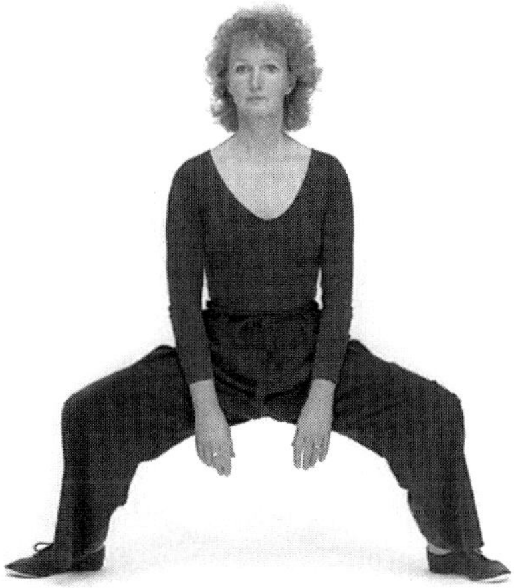

Nehmen Sie diese Ausgangsstellung ein. Dazu stellen Sie die Füße so weit auseinander, daß Unter- und Oberschenkel in der Endposition fast im rechten Winkel zueinander stehen. Bemühen Sie sich, den Rücken geradezuhalten und nicht den Po nach hinten zu drücken. Lassen Sie anfangs die Arme locker vor sich nach unten hängen.

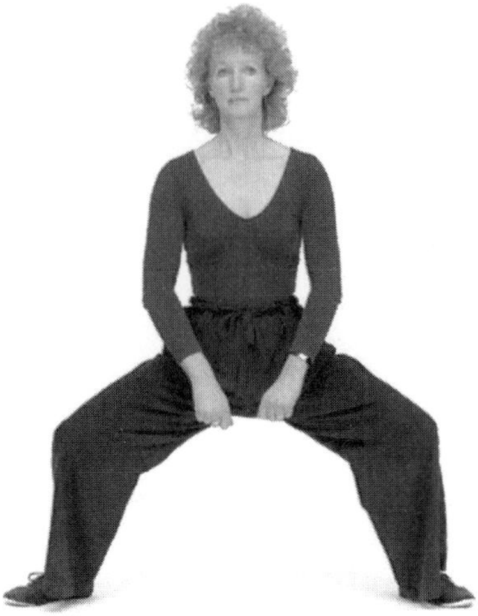

Beginnen Sie einzuatmen und heben Sie die sich allmählich zu einer sanften Faust schließenden Hände bis in Brusthöhe, dabei nehmen Sie einen etwas erhöhten Stand ein. Die Knie sollen nicht durchgedrückt sein.

Beginnen Sie auszuatmen und bewegen Sie die linke Hand, immer in Schulterhöhe, nach links außen, wobei Sie mit Zeige- und Mittelfinger ein ‹V› formen, Daumen und Ringfinger berühren sich sanft. Sehen Sie der linken Hand nach und drehen Sie auch den Kopf nach links. Während dieses Vorganges bleibt die rechte Hand weiterhin halb geschlossen, der gebeugte Arm wird aber ein klein wenig nach rechts außen bewegt, etwa so, als wenn Sie tatsächlich einen Bogen spannen würden. Während dieser Bewegung gehen Sie langsam wieder in die ganz tiefe Ausgangsstellung zurück, beide Ellenbogen bleiben immer in Schulterhöhe.

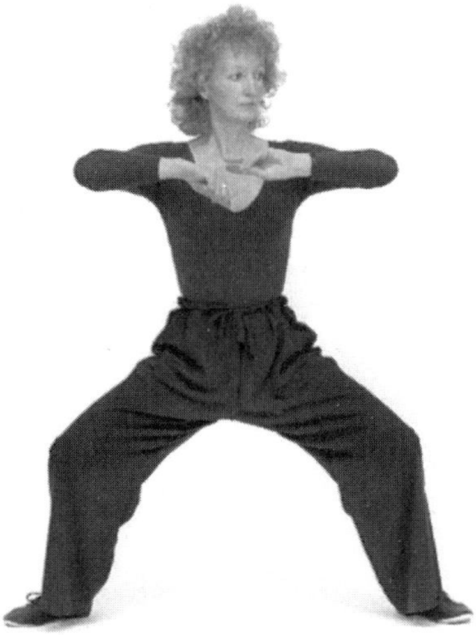

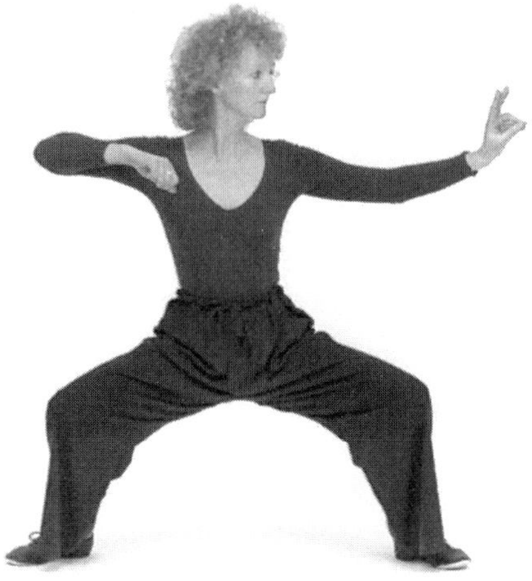

Beginnen Sie einzuatmen und führen Sie die linke Hand, die sich allmählich wieder zur lockeren Faust schließt, und die rechte, immer noch halb geschlossene Hand vor den Körper in Brusthöhe zurück. Sehen Sie wieder der linken Hand nach, und drehen Sie auch wieder den Kopf zur Mitte zurück. Nehmen Sie wieder den etwas erhöhten Stand ein. Lassen Sie während der Bewegung nicht die Ellenbogen herunterhängen.

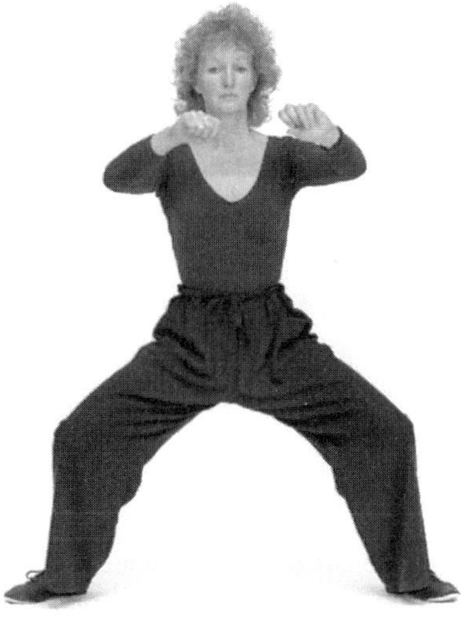

Beginnen Sie auszuatmen und senken Sie die sich allmählich öffnenden Hände. Nehmen Sie wieder die gleiche Position wie zu Beginn des Brokats ein.

Wiederholen Sie diesen Brokat und spannen Sie den Bogen auf der rechten Seite.

Worauf sollen Sie bei diesem Brokat achten?

Sie können sich denken, daß diese sehr tiefe Stellung anfangs nicht nur ungewohnt ist, sondern auch etwas in den Oberschenkeln schmerzt. Trotzdem habe ich bisher niemanden, ob jung oder alt, getroffen, der das auch zugibt. Alle sind mir bisher, ohne mit der Wimper zu zucken, in die tiefe Stellung gefolgt, obwohl ich immer wieder betont habe, daß dieser Brokat ebenso aus einer höheren Ausgangsstellung begonnen werden kann. Wenn Sie also zu Hause alleine üben, brauchen Sie sich niemandem zu beweisen. Quälen Sie sich nicht unnötig und wählen Sie anfangs lieber eine für Sie angenehmere Stellung.

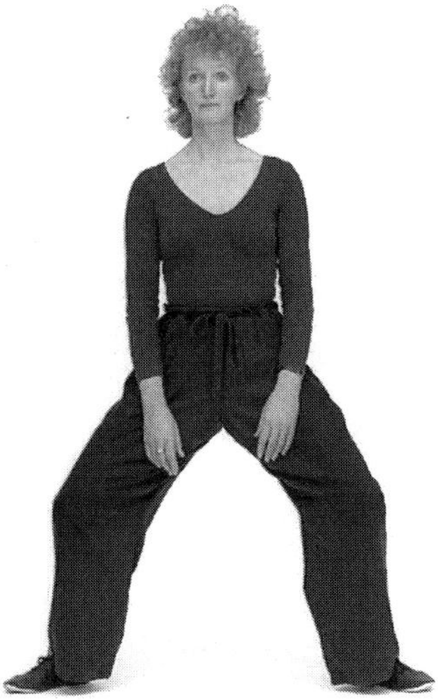

Wenn Sie z.B. diese Stellung einnehmen können, reicht das aus. Sie hat darüber hinaus für Sie auch den Vorteil, daß Sie nicht zwischen dem erhöhten bzw. niedrigen Stand wechseln müssen.

Achten Sie nur darauf, daß Ihre Füße gegenüber der Ausgangsposition beim ersten Brokat etwas weiter auseinanderstehen. Sie werden sicher im Laufe der Zeit mühelos eine tiefere Position finden.

Wenn Sie ‹den Adler schießen›, strecken Sie dabei den Arm nicht ganz durch.

Was bewirkt dieser Brokat?

Diese Übung sorgt generell für eine bessere Durchblutung des gesamten Körpers. Sie regt den Kreislauf an, beseitigt Schlafstörungen und erhöht die geistige Leistungsfähigkeit. Sie kräftigt nicht nur die Muskulatur der Schultern und Arme, sondern auch die Bein- und Bauchmuskulatur.

Die natürliche Atmung

Essen und Trinken, aber auch die Atmung sind lebensnotwendige Energien für unseren Körper. Leider verstehen wir oft unter Atmung nur die erforderliche Sauerstoffaufnahme für unseren Organismus. Atmen hat für uns nur diese eine Funktion, und sie hat deshalb auch keine besondere Qualität. Wir atmen, ohne zu wissen, was wir tun, wir nehmen unseren Atem kaum noch wahr. Wen wundert es, daß unsere Atmung vollkommen falsch und verkümmert ist. Holen Sie doch spontan einmal ganz tief Luft. Sofort ziehen Sie kräftig die Schultern nach oben und geben dem Atem mit dieser vollkommen falschen Technik nicht die geringste Chance, in die unteren Bereiche Ihres Brustkorbs zu gelangen.

Atmung ist aber viel mehr als nur das Luftholen. Obwohl wir uns darüber gar nicht im klaren sind, reagiert unsere Atmung äußerst sensibel und unmittelbar auf äußere Einflüsse. Entspannte Bewegungen verlangsamen unseren Atem und lassen ihn ruhig und tief werden. Große Anstrengungen erfordern wegen des erhöhten Sauerstoffbedarfs ein viel schnelleres Luftholen. Aber auch Gefühle wie Freude, Liebe, Unbehagen, Trauer, Angst oder Panik verändern, ohne daß wir dies steuern können, unsere Atmung. Sie wird kurz, flach, hechelnd, schnaufend, schnurrend, genießerisch, gepreßt und laut oder leise. Und trotzdem messen wir diesem für unseren Körper äußerst wichtigen Vorgang weiter keine Bedeutung zu, von einem positiven Einfluß der richtigen Atmung auf unsere Psyche und damit auch auf unseren Körper haben wir noch nie etwas gehört. Wir haben weitgehend die Fähigkeit verlo-

ren, durch die Atmung unseren Körper ständig mit neuer Lebensenergie aufzutanken.
In allen östlichen Entspannungs- und Gesundheitssystemen, dazu gehören unter anderem DIE ACHT BROKATE, Tai Chi und Qi Gong, und natürlich auch in den Kampfsportarten spielen die Entwicklung und Pflege des Atems eine wesentliche Rolle. Die Luft, und damit die Atmung, verbindet uns nicht nur mit unserer Umwelt, sondern auch mit der universalen Energie. Nun gut, werden Sie jetzt sagen, dann atme ich ab morgen wieder richtig, und alles ist in Ordnung. Das ist zwar ein erster lobenswerter Vorsatz, aber noch viel besser wäre, wenn Sie die richtige Atmung durch einfache Übungen unterstützen und somit das Energiepotential Luft in die richtigen Bahnen lenken würden. Die durch die richtige Atmung zur Verfügung stehende universale Energie braucht, wenn Sie so wollen, einen Katalysator, und diese Aufgabe übernehmen DIE ACHT BROKATE.
DIE ACHT BROKATE in Verbindung mit der korrekten oder natürlichen Atmung bringen Ihnen letztlich den Erfolg, den Sie erwarten.
Der Atem soll ruhig, tief und gleichmäßig sein. Gleichmäßig bedeutet in Verbindung mit dem System DIE ACHT BROKATE nicht unbedingt, daß die einzelnen Phasen des Ein- und Ausatmens gleich lang sein müssen. Atmung und Bewegung sollen harmonisch aufeinander abgestimmt sein. Da aber die einzelnen Bewegungsabläufe unterschiedlich lang sind, müssen dementsprechend auch die Phasen des Atmens unterschiedlich lang sein. Diese Harmonie zwischen Atmung und Bewegung erreichen Sie nur, wenn Sie zunächst wieder lernen, mit dem Zwerchfell und damit ‹mit dem Bauch› zu atmen.

Nachfolgend möchte ich Ihnen eine Möglichkeit zeigen, die Bauchatmung wieder zu erlernen. Dazu brauchen Sie etwas Vorstellungskraft, denn Sie müssen Ihre Aufmerksamkeit auf einen Bereich Ihres Körpers richten, den Sie bisher mit Atmung nie in Verbindung gebracht haben. In den östlichen Kulturen hat diese Stelle eine große Bedeutung und gilt als Quelle fast unerschöpflicher Kraft und Energie. Um dieses

‹Meer der Energie› zu erkennen und immer wiederzufinden, drücken Sie mit einem Finger etwa drei Fingerbreit unterhalb des Bauchnabels auf die Bauchdecke. Verfolgen und verlängern Sie gedanklich den Berührungsimpuls ein kleines Stück nach innen, und Sie haben Ihr Energiezentrum gefunden.

Nehmen Sie jetzt die im Kapitel «Haltung» beschriebene Grundstellung ein. Atmen Sie langsam ein und nehmen Sie das Einströmen Ihres Atems durch Nase und Brustraum bewußt wahr. Lassen Sie Ihren Mund geschlossen, die Lippen locker, die Zunge liegt entspannt hinter den oberen Schneidezähnen. Begleiten und lenken Sie Ihren Atem gedanklich hinunter zu Ihrem Energiezentrum (drücken Sie anfangs zur Übung die oben beschriebene Stelle unter Ihrem Bauchnabel). Sie werden feststellen, daß der Bauch hervortritt, daß sich die Lungen bis in die untersten Spitzen mit Luft füllen und daß Brust und Schultern dabei nicht angehoben werden.

Beim Ausatmen nehmen Sie auch wieder das Ausströmen Ihres Atems durch Brustraum und Nase bewußt wahr, und begleiten und lenken Sie auch hier wieder gedanklich Ihren Atem. Der Mund bleibt immer noch geschlossen, die Lippen bleiben locker, die Zunge liegt entspannt hinter den oberen Schneidezähnen. Ziehen Sie dabei den Finger von Ihrem Bauch zurück. Mit Begleiten und Lenken des Atems ist nicht gemeint, daß Sie Ihre Atemwege in Gedanken ‹medizinisch› abtasten sollen, sondern es ist darunter zu verstehen, daß die Atmung von Ihnen aufmerksam und kontrolliert ausgeführt werden soll.

Erstaunlicherweise werden Sie anfangs feststellen, daß Sie entgegen Ihrer Erwartung schneller als bisher atmen, die neu ausgeübte Kontrolle macht Ihnen offensichtlich Schwierigkeiten. Aber bleiben Sie stur! Denken Sie beharrlich nur ‹einatmen› und ‹ausatmen› und verfolgen Sie mit diesen Gedanken den Atemstrom. Schon nach kurzer Zeit werden Sie feststellen, daß Sie viel ruhiger und vor allen Dingen viel tiefer atmen können als bisher.

Sehr schnell werden Sie auch auf das Drücken der Stelle unterhalb Ihres Nabels verzichten können, und das Atmen wird eine ganz andere,

auch für Sie feststellbare Qualität haben als bisher. Sie werden das Atmen ‹in den Bauch› als wohltuend, entspannend, harmonisierend und besonders kraftvoll empfinden.
Üben Sie die bewußte ‹Bauchatmung› immer wieder.
Wenn Sie jetzt einmal die natürliche Atmung bei dem ersten und zweiten Brokat ausprobieren, so lassen Sie sich nicht irritieren, wenn Ihr Atem bedeutend lauter als normalerweise zu hören sein wird. Die Atemgeräusche helfen Ihnen anfangs, sich viel besser auf das Hier und Jetzt zu konzentrieren, und lassen mit zunehmender Übung von alleine nach.
Achten Sie bei allen Brokaten immer wieder darauf, daß Sie beim Heben der Arme immer Ihren Atem in Ihr Zentrum nach unten lenken müssen. Fallen Sie nicht in den ‹alten› Fehler zurück, zu hoch zu atmen und dadurch die Schultern nach oben zu ziehen.

Dritter Brokat:

EINE HAND HEBEN

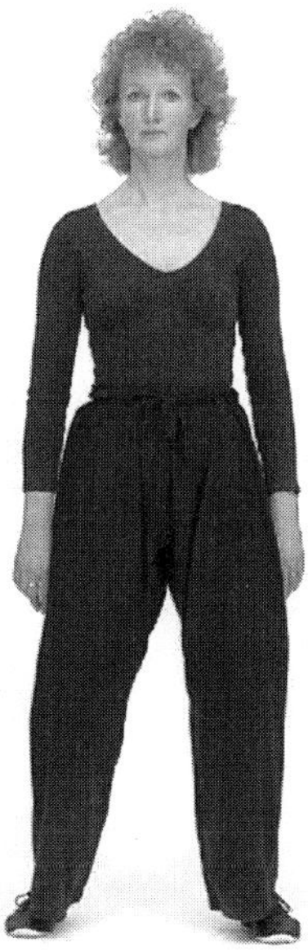

Nehmen Sie
diese Ausgangsstellung ein.

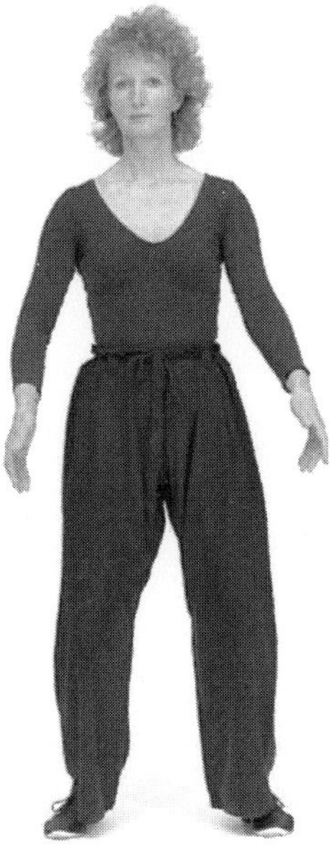

Beginnen Sie einzuatmen und heben Sie beide Hände, indem Sie die Handflächen nach oben drehen, bis in Kopfhöhe.

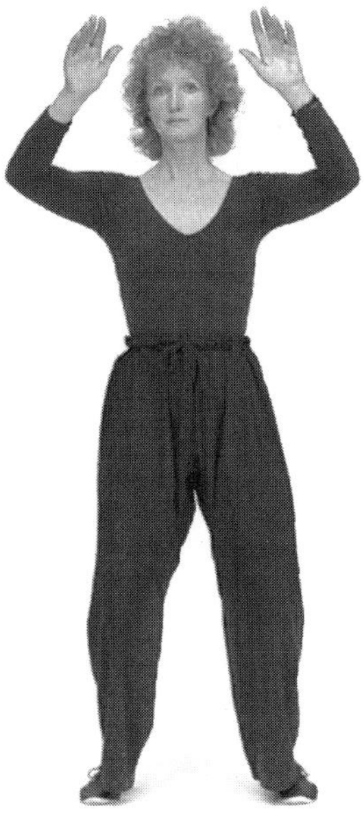

Beginnen Sie auszuatmen und drehen Sie die Handflächen in einer kleinen Kreisbewegung wieder nach unten. Senken Sie beide Hände bis etwa in Brusthöhe.

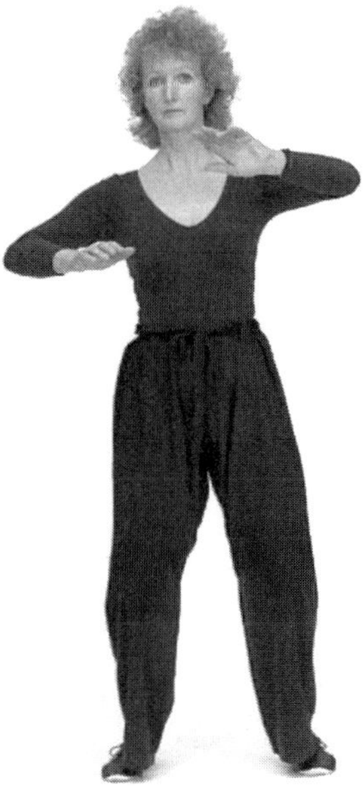

Beginnen Sie einzuatmen und führen Sie von der Brusthöhe die rechte Hand neben den rechten Oberschenkel, die Handfläche zeigt nach unten. Gleichzeitig wird die linke Hand in einer Kreisbewegung bis über den Kopf bewegt. Die Handfläche ist von Ihnen abgewandt und zeigt zum Ende der Bewegung nach oben.

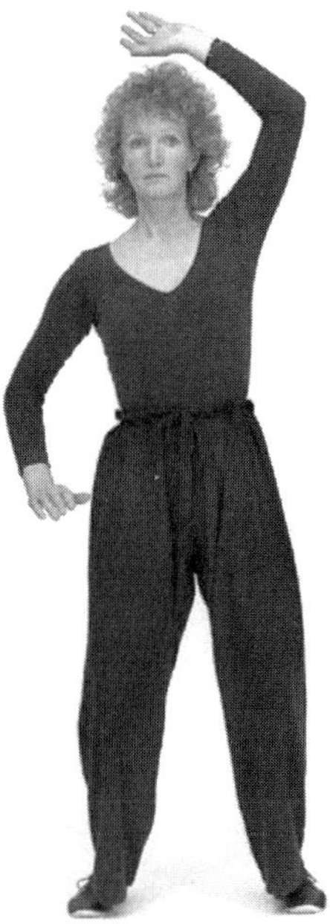

Beginnen Sie auszuatmen und führen Sie die linke Hand in einem großen seitlichen Bogen neben den linken Oberschenkel; Sie stehen wieder in der Ausgangsstellung.

Wiederholen Sie diesen Brokat, und heben Sie zuerst die rechte Hand.

Worauf sollen Sie bei diesem Brokat achten?

Bei diesem Brokat sind die Bewegungen unterschiedlich lang. Das bedeutet für Sie, daß Sie auch unterschiedlich lang aus- und einatmen müssen, ohne dabei das gleichmäßige Tempo zu vernachlässigen. Wenn Sie die obere Hand seitlich zurückführen, so muß das nicht genau rechtwinklig zum Körper geschehen. Die Schulter soll locker und entspannt bleiben.

Was bewirkt dieser Brokat?

Durch das abwechselnde Heben und Senken der Arme wird die seitliche Brust- und Rückenmuskulatur gedehnt und gekräftigt. Das verbessert nicht nur wieder die Atmung, sondern unterstützt die Funktion des Magens, des Darms und der Milz.

Aufmerksamkeit

Aufmerksamkeit bedeutet im Grunde genommen doch nur, zu einhundert Prozent geistig und körperlich ‹dazusein›. Also, werden Sie fragen, wo ist das Problem? Aber seien wir doch einmal ehrlich, wer von uns kann denn überhaupt noch richtig aufmerksam sein, wer von uns ist denn zu einhundert Prozent bei irgendeiner Sache?
Wir sind zwar körperlich anwesend, aber unsere Gedanken sind oft woanders. Sie geben einfach keine Ruhe. Sie schwätzen mit uns über vergangene oder kommende Ereignisse, lassen Vorfreude, Hoffnungen oder auch Angst in uns aufkommen. Und das erstaunliche ist, daß unser Körper darauf reagiert! Wir können immer wieder selbst feststellen, daß allein der Gedanke an unangenehme Ereignisse aus der Vergangenheit oder wie wir sie in der Zukunft zu erwarten glauben bei uns körperliche Reaktionen wie die berühmte Gänsehaut oder einen Schweißausbruch hervorrufen. Dabei handelt es sich hier um sehr kleine Beschwerden, die wir kaum noch wahrnehmen.
In der modernen Medizin ist heute unbestritten, daß sich das verhängnisvolle Zusammenspiel von Geist und Körper in sehr vielen Fällen so verheerend auswirken kann, daß wir tatsächlich physisch krank werden. Herzprobleme, Verdauungsstörungen, Magengeschwüre, Kopf- und Rückenschmerzen sowie Schlafstörungen stellen nur einen Bruchteil dessen dar, was wir uns selbst antun. Wir leben in einer Phantasiewelt, die uns aber in der Gegenwart körperlich krank macht.
Um diesem Teufelskreis zu entrinnen, müssen wir uns erst einmal wieder bewußtmachen, welche Mechanismen diesen Dauerstreß auslösen.

Unser Grundproblem liegt darin, daß wir unseren Geist nicht für die Gegenwart interessieren können. Das beginnt schon morgens beim Frühstück. Wir lesen vielleicht dabei die Zeitung, im Hintergrund läuft das Frühstücksfernsehen, oder wir sind mit den Gedanken schon bei der Arbeit. Beim Duschen planen wir den weiteren Verlauf des Tages. Der Tag hat noch nicht einmal richtig begonnen, und wir denken bereits an die Freizeitbeschäftigung am Abend oder sogar schon an den Urlaub in zwei Wochen!

Unsere geschwätzigen Gedanken sind einfach überall, selten aber da, wo wir auch körperlich sind. Wenn wir ehrlich sind, trinkt keiner wirklich Kaffee. Kaum jemand genießt das vielleicht herrliche Aroma, und nicht einer spürt die Form der Tasse bewußt in seiner Hand.

Wenn wir wieder gelernt haben, auch mit unseren Gedanken und allen unseren Sinnen wirklich in der Gegenwart zu sein, durchbrechen wir damit die oben geschilderten verhängnisvollen Abhängigkeiten. Das ist allerdings leichter gesagt als getan.

Unsere Gedanken zu kontrollieren oder einfach abzuschalten ist sicher nicht der richtige Weg, denn dieser Vorgang setzt immer wieder neue Gedanken frei, die uns nur noch weiter von der Gegenwart entfernen. Lassen Sie Ihre Gedanken einfach kommen und gehen, ohne sich mit ihnen auseinanderzusetzen, ohne mit ihnen zu diskutieren und ohne dazu Stellung zu nehmen. Versuchen Sie, sie zu beobachten.

DIE ACHT BROKATE können Ihnen bei diesem Versuch helfen. Erinnern Sie sich an die Kapitel über die Haltung und über die Atmung? Wenn Sie die Stellung Ihres Kopfes, die entspannte Haltung Ihrer Schultern und Ihres Rückens und die richtige Position Ihres Beckens kontrollieren, sind Sie ohne große Anstrengung aufmerksam, Sie sind in der Gegenwart, Sie sind bei sich. Wenn Sie ein- und ausatmen, denken Sie, oder richtiger beobachten Sie auch das Ein- und Ausatmen! Vergangene oder zukünftige Ereignisse haben in diesem Augenblick keinen Einfluß mehr auf Sie. Sie sind voller Aufmerksamkeit in der Gegenwart, wenn auch nur für einen kurzen Augenblick.

Machen Sie die Probe aufs Exempel und überprüfen Sie meine Aussagen. Sie können jederzeit üben, sich für die Gegenwart zu interessieren. Zum Beispiel jetzt. Spüren Sie das Buch in Ihrer Hand? Nehmen Sie einfach nur seine Form oder den glatten Einband wahr. Sehen Sie die schwarzen Buchstaben auf dem Papier? Sehen Sie einfach nur hin und diskutieren Sie nicht mit Ihren Gedanken über das, was Sie sehen und fühlen.

Wenn Sie demnächst Kaffee trinken, trinken Sie wirklich Kaffee, und lassen Sie sich nicht durch zusätzliche Reize ablenken. Wenn Sie beim Spaziergang einen Baum sehen, nehmen Sie z. B. die unendliche Vielfalt des Grüns der Blätter wahr.

Mit Hilfe des Systems DIE ACHT BROKATE wird es Ihnen immer öfter gelingen, die negativen Einflüsse Ihrer Gedanken auf Ihren Körper in die Schranken zu weisen. Im gleichen Maße werden Sie immer öfter spüren, wie sich Ihr Denken langsam, aber sicher positiv auf Ihr geistiges und körperliches Wohlbefinden auswirkt.

Vierter Brokat:

HINTER SICH BLICKEN

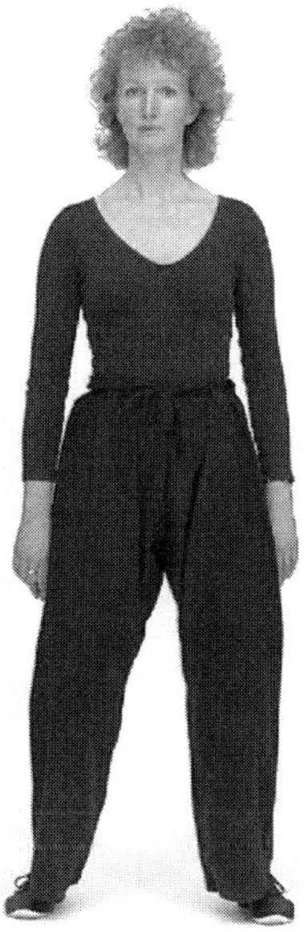

Nehmen Sie
diese Ausgangsstellung ein.

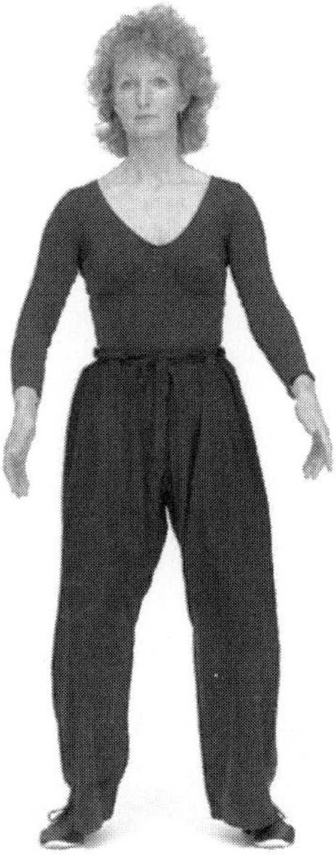

Beginnen Sie einzuatmen und heben Sie beide Hände, indem Sie die Handflächen nach oben drehen, bis in Kopfhöhe.

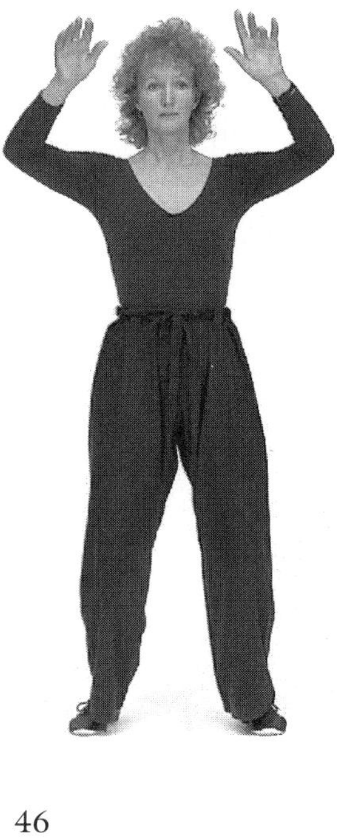

Beginnen Sie auszuatmen und drehen Sie die Handflächen in einer kleinen Kreisbewegung nach unten, und führen Sie beide Hände wieder abwärts. Gleichzeitig drehen Sie den Kopf zur linken Seite.

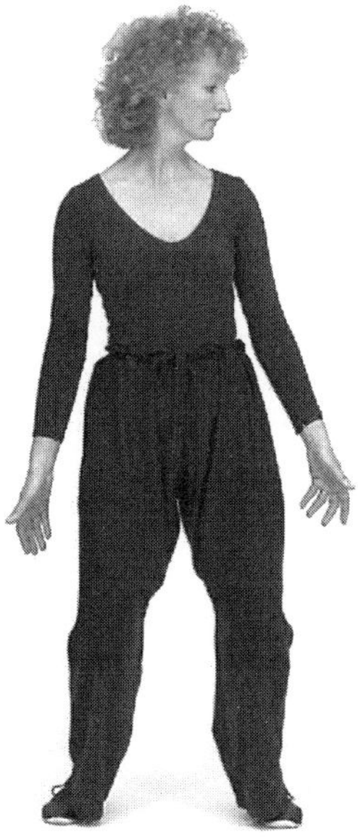

Beginnen Sie einzuatmen und heben Sie beide Hände, indem Sie beide Handflächen nach oben drehen, bis in Kopfhöhe, und drehen Sie dabei den Kopf zurück zur Mitte.

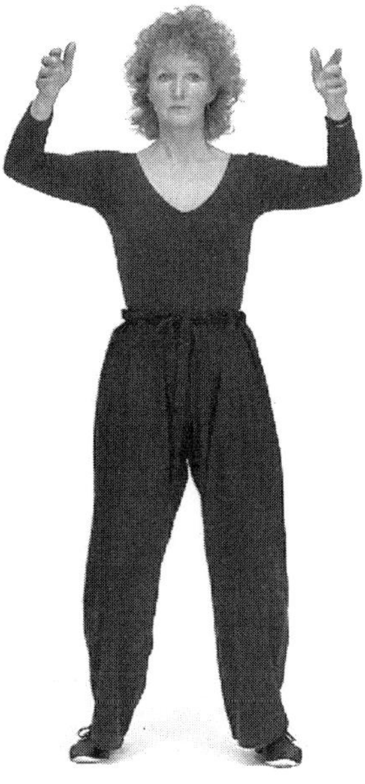

Beginnen Sie auszuatmen und senken Sie wieder beide Hände mit den Handflächen nach unten. Gleichzeitig drehen Sie den Kopf nach rechts.

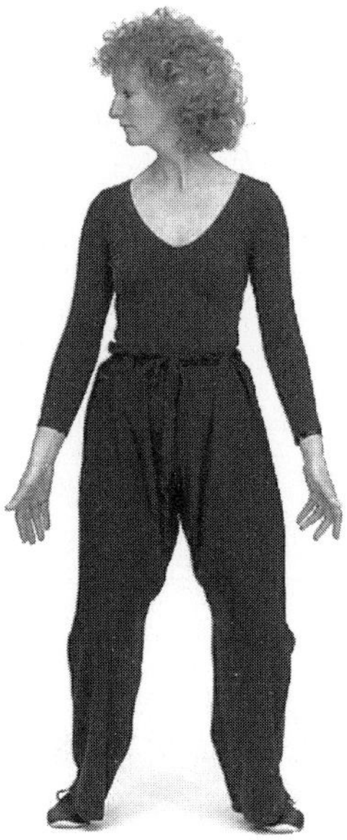

Beginnen Sie einzuatmen und heben Sie beide Hände mit den Handflächen nach oben bis in Kopfhöhe, und drehen Sie dabei den Kopf zurück zur Mitte.

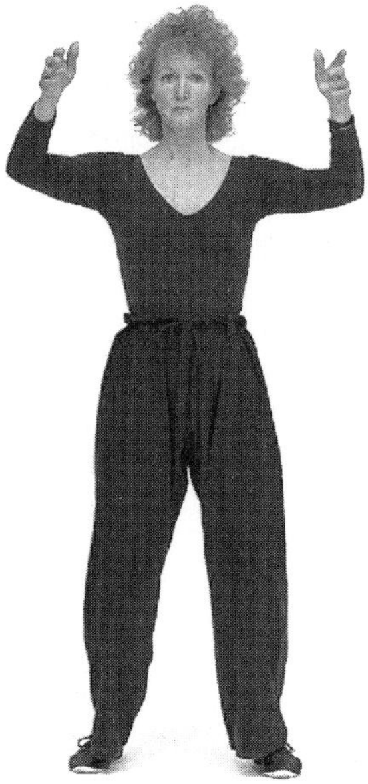

Beginnen Sie auszuatmen und senken Sie wieder beide Hände mit den Handflächen nach unten. Dabei bleibt der Kopf unverändert in der Mitte; Sie stehen wieder in der Ausgangsstellung.

Wiederholen Sie diesen Brokat und blicken Sie zuerst rechts hinter sich.

Worauf sollen Sie bei diesem Brokat achten?

Obwohl dieser Brokat äußerst einfach und überhaupt nicht anstrengend ist, hat er doch seine Tücken. Das ständige Drehen des Kopfes zu der einen oder anderen Seite verwirrt offensichtlich viele. Merken Sie sich deshalb einfach folgende Grundregel: Der Kopf wird immer dann zur Seite gedreht, wenn Sie ausatmen.

Drehen Sie jeweils den Kopf so weit zur Seite, bis Sie in den Halsmuskeln eine leichte Anspannung merken. Beim Einatmen lösen Sie dann genußvoll diese Spannung, indem Sie den Kopf zur Mitte zurückführen.

Achten Sie auch darauf, daß die Position der Schultern unverändert und vor allen Dingen unverkrampft bleibt.

Wenn Sie sich daran halten, werden Sie diese Übung als wohltuend empfinden, und Sie genießen einfach, wie sich nach und nach etwa vorhandene Spannungen im Nacken- und Schulterbereich lösen.

Was bewirkt dieser Brokat?

Diese Übung kräftigt den gesamten Körper und stärkt die Hals-, Nacken- und Schultermuskulatur. Sie sorgt deshalb für eine bessere Durchblutung des Gehirns. Sie stärkt die inneren Organe und sorgt für eine Verbesserung des gesamten Hormonhaushalts.

Eine erste Bilanz

Wenn Sie die ersten vier Brokate beherrschen, ziehen Sie für sich eine erste kleine Zwischenbilanz.
Was haben DIE ACHT BROKATE bisher bei Ihnen bewirkt? Fühlen Sie sich besser oder einfach weiterhin unverändert gut? Oder spüren Sie vielleicht noch gar nichts?
Bestimmt aber können Sie jetzt schon besser durchatmen, und das ungewohnte Stehen bei den Übungen macht Ihnen weniger Schwierigkeiten.
Gegenüber Ihren ersten Versuchen werden Sie, was die Geschwindigkeit der einzelnen Übungen anbelangt, sicherlich in der Ausführung etwas ruhiger und langsamer geworden sein. Vielleicht sind Ihre Bewegungen auch wieder runder und harmonischer geworden.
Nun gut, werden Sie vielleicht sagen, das ist alles nicht besonders spektakulär. Das ist noch nicht der große Erfolg, aber es sind bereits erste Anzeichen einer beginnenden Veränderung. DIE ACHT BROKATE zeigen auch in diesen vermeintlich kleinen Dingen ihren positiven Einfluß!
Vielleicht gehören Sie aber schon zu denen, die noch ganz andere Veränderungen an sich wahrgenommen haben, die sich bereits nach diesen vier Brokaten einfach besser und wohler als vorher fühlen. Vielleicht spüren Sie bei der richtigen Atmung in einer ersten kleinen Ahnung auch schon, wie sich Ihr Körper wieder kraftvoll mit Energie füllt?
Horchen Sie nach den Übungen in sich hinein, Sie werden bestimmt noch weitere positive Änderungen feststellen!

Fünfter Brokat:

DEN OBERKÖRPER ROLLEN

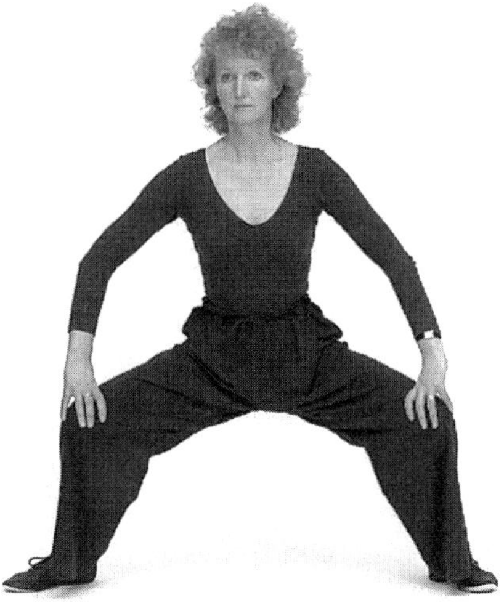

Nehmen Sie diese Ausgangsstellung ein. Es handelt sich um die gleiche Ausgangsposition wie im zweiten Brokat. Allerdings ruhen jetzt die Hände auf den Oberschenkeln, die Finger zeigen nach vorn und die Daumen nach hinten. Beide Ellenbogen sind leicht gebeugt und nach außen gerichtet.

Bemühen Sie sich, den Rücken geradezuhalten und den Po in der Ausgangsposition nicht nach hinten zu strecken.

Beginnen Sie in dieser Position einzuatmen und drehen Sie den Oberkörper zusammen mit dem Kopf nach rechts. Neigen Sie sich, indem Sie in der Leiste einknicken, zur rechten Seite. Dabei bleibt der Rücken gerade, und der rechte Ellenbogen wird gebeugt. Stützen Sie sich ruhig mit dem rechten Arm ab.

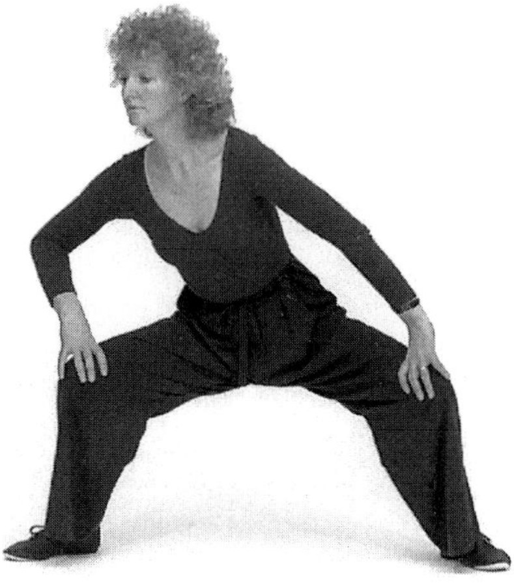

Beginnen Sie auszuatmen und beugen Sie sich noch weiter in der Leiste zur rechten Seite. Sie empfinden jetzt das Gewicht besonders auf dem rechten Bein. Rotieren Sie den Oberkörper zusammen mit dem Kopf langsam zur Mitte und von dort weiter zur linken Seite.

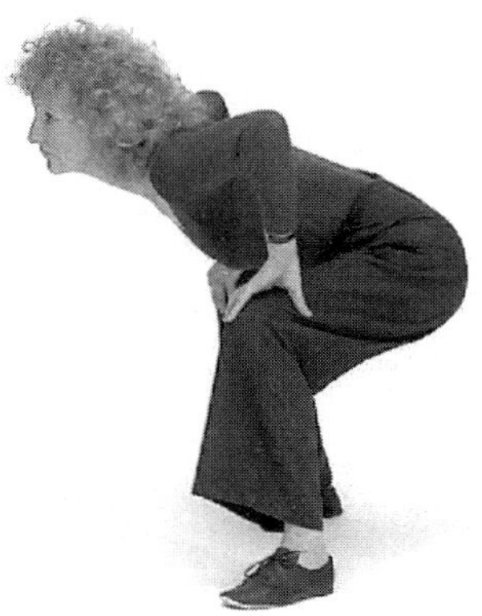

Strecken Sie den Po bei der Rotation weit nach hinten heraus, Sie entlasten dadurch Ihren Rücken. Auf der linken Seite beugen Sie den linken Ellenbogen und stützen sich jetzt mit dem linken Arm ab, weil das Gewicht jetzt mehr auf dem linken Bein ruht. Die tiefe Neigung des Oberkörpers und der gerade Rücken bleiben während der Rotation erhalten. Mit dem Po beschreiben Sie eine dem Kreisen des Oberkörpers entgegengesetzte Bewegung, also von links nach rechts.

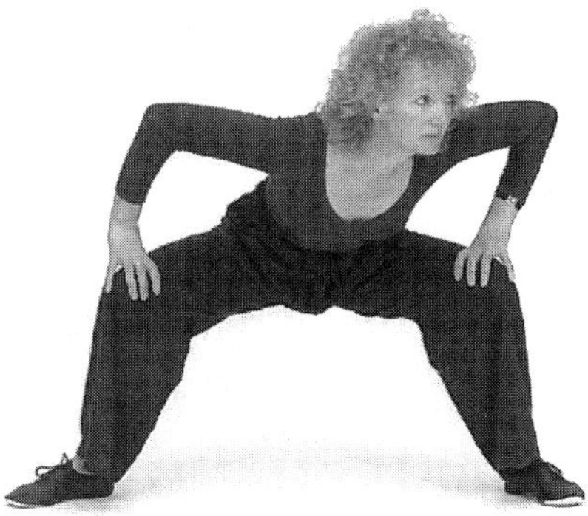

Beginnen Sie einzuatmen und richten Sie dabei wieder den Oberkörper etwas auf. Ziehen Sie auch den Po wieder etwas ein. Der Rücken bleibt immer noch gerade.

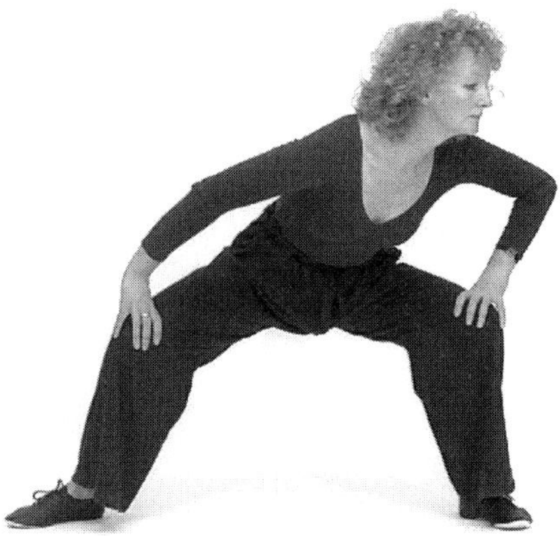

Beginnen Sie auszuatmen und beugen Sie sich wieder weit zur linken Seite. Sie empfinden jetzt das Gewicht besonders auf dem linken Bein. Rotieren Sie den Oberkörper zusammen mit dem Kopf langsam zur Mitte und von dort weiter zur rechten Seite. Strecken Sie den Po bei der Rotation wieder weit nach hinten heraus. Auf der rechten Seite beugen Sie den rechten Ellenbogen und stützen sich wieder mit dem rechten Arm ab, weil auch jetzt wieder das Gewicht besonders auf dem rechten Bein ruht. Die tiefe Neigung des Oberkörpers und der gerade Rücken bleiben während der Rotation erhalten. Mit dem Po beschreiben Sie eine dem Kreisen des Oberkörpers entgegengesetzte Bewegung, also von rechts nach links.

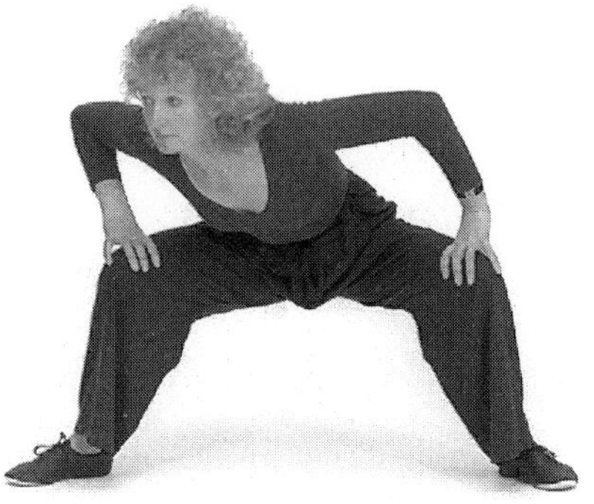

Beginnen Sie einzuatmen, richten Sie den Oberkörper in der Leiste wieder ganz auf, und ziehen Sie auch wieder den Po ein.

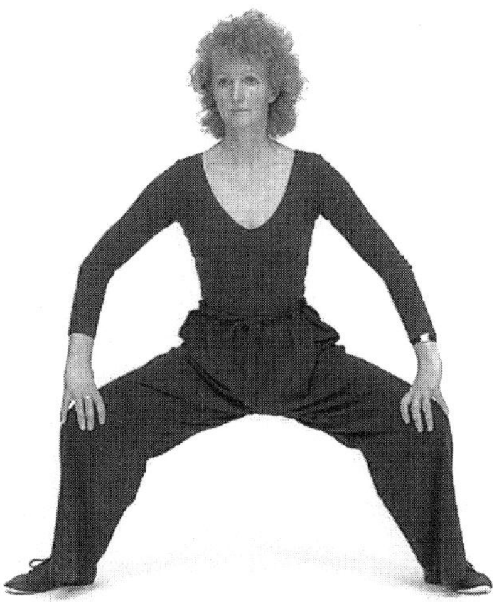

Sie stehen wieder in der Ausgangsstellung; atmen Sie aus und halten Sie solange die Position.

Wiederholen Sie diesen Brokat und beugen Sie sich zuerst zur linken Seite.

Worauf sollen Sie bei diesem Brokat achten?

Dieser Brokat ist wohl die anstrengendste aller acht Übungen. Insbesondere die äußerst starke einseitige Belastung der Beine macht sehr vielen, und gerade den Ungeübten, zu schaffen. Also auch hier wieder mein Rat, lassen Sie sich mit der sehr tiefen Stellung viel Zeit! Sollten anfangs Ihre Oberschenkel schmerzen, dann stehen Sie zu tief.

Wählen Sie dann vielleicht diesen etwas höheren und auch bequemeren Stand. Wenn im Laufe des Übens Ihre Beinmuskulatur gekräftigt sein wird, werden Sie auch tiefer stehen können. Besonders wichtig ist es, daß Sie immer versuchen, ruhig und tief in Ihr Zentrum zu atmen. Und noch etwas, lassen Sie tatsächlich Ihren Rumpf kreisen und sehen Sie nicht nur in die Richtung, in die Sie sich bewegen sollen. Dies ist der einzige Brokat, der **zuerst** nach **rechts** und **dann** nach **links** ausgeführt wird.

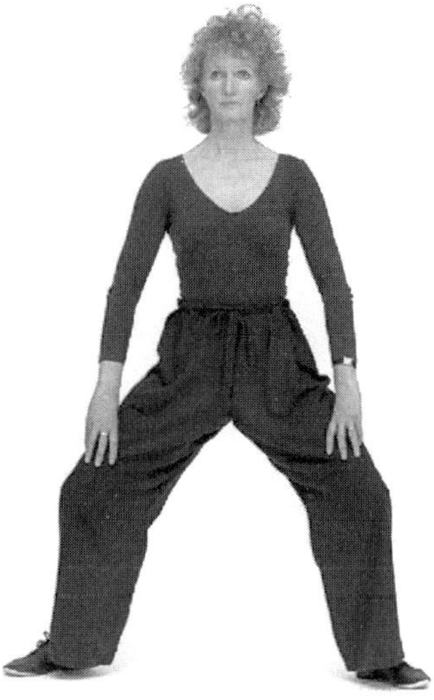

Was bewirkt dieser Brokat?

Diese Übung hilft Ihnen, Streß sehr schnell und wirkungsvoll abzubauen. Sie löst Verspannungen im Bereich des Beckens und stärkt, Sie werden mir das wieder bestätigen können, die Beinmuskulatur. Darüber hinaus reguliert sie das vegetative Nervensystem.

Meditation

Wenn wir an Meditation denken, so verbinden wir damit sofort etwas Religiöses, etwas Geheimnisvolles und Mystisches. Wir stellen uns vielleicht einen oder mehrere buddhistische Mönche vor, die mit geschlossenen Augen vollkommen bewegungslos in einer unbeschreiblich schönen Landschaft oder in einem Kloster verharren.
Eigentlich ist Meditation aber viel mehr als ‹nur› das. Tai Chi z. B. wird vielfach als Meditation in der Bewegung bezeichnet, es wird also mit zwei Ausdrücken beschrieben, die sich auf den ersten Blick zu widersprechen scheinen. Wenn wir aber bereit sind, für Meditation auch solche Bezeichnungen wie innere Einkehr, innere Aufmerksamkeit, Versenkung oder Betrachtung zuzulassen, so eröffnen sich für uns auf einmal vollkommen neue Perspektiven. Wir kleben nicht mehr unbedingt an der physischen Ruhe, sondern können jetzt auch die körperliche Bewegung oder auch Gesang in die Meditation mit einbeziehen.
Voraussetzung für die Meditation ist einzig und allein die geistige Ruhe. Diese können Sie aber überall erreichen. Sie ist nicht abhängig von einer bestimmten Haltung, einer bestimmten Kleidung oder einer bestimmten Umgebung. Es macht deshalb auch keinen Sinn, sich krampfhaft darum zu bemühen. Meditation gelingt oder sie gelingt nicht. Sie beginnt in dem Augenblick, in dem Sie Ihre geschwätzigen Gedanken zur Ruhe gebracht haben und sich selbst oder Ihre Umgebung mit allen Ihren Sinnen aufmerksam betrachten.
Wenn Sie die geistige Ruhe erreicht haben, sind intuitiv ausgeführte Bewegungen nicht etwa störend, sondern sie unterstützen die Medita-

tion. Denken Sie z. B. an die Teezeremonie, an die Kunst des Blumensteckens, an die Kunst des Bogenschießens oder an die Kunst, das Schwert zu ziehen. Der Umgang mit diesen Künsten ist durch jahrelanges Training so automatisiert, ja ritualisiert worden, daß die damit verbundenen Handgriffe spontan ausgeführt werden.
Wenn Sie z. B. eine Tai-Chi-Form in ihrem Ablauf beherrschen, brauchen Sie irgendwann nicht mehr über die einzelnen Bewegungsbilder nachzudenken. Sie haben die Form so verinnerlicht, daß Sie mit allen Ihren Sinnen die Schönheit der Bewegungen und ihre wohltuende und entspannende Wirkung auf Ihren Körper einfach nur beobachten können.
Wenn Sie im Laufe der Zeit DIE ACHT BROKATE ebenfalls so beherrschen, daß Sie die Bewegungen, ohne zu überlegen, spontan und intuitiv ausführen können, dann werden Sie die notwendige Muße haben, das wohltuende Wirken der universalen Energie auf sich ‹nur› aufmerksam betrachten zu können.
Sie meditieren!

Sechster Brokat:

MIT DEN HÄNDEN DIE FÜSSE FASSEN

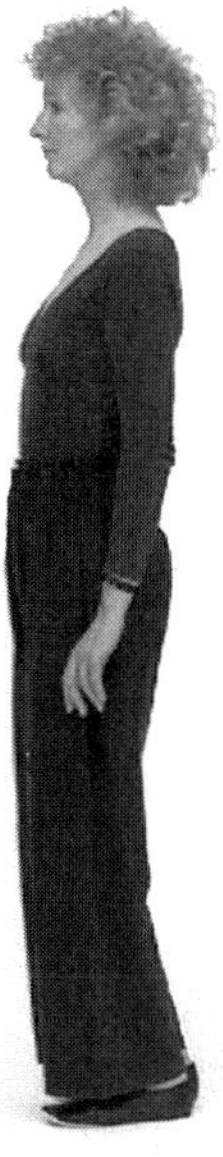

Nehmen Sie diese Ausgangsstellung ein. Die Füße stehen jetzt gegenüber der üblichen Ausgangsstellung eng zusammen, die Fersen berühren sich fast; die Knie sind leicht gebeugt.

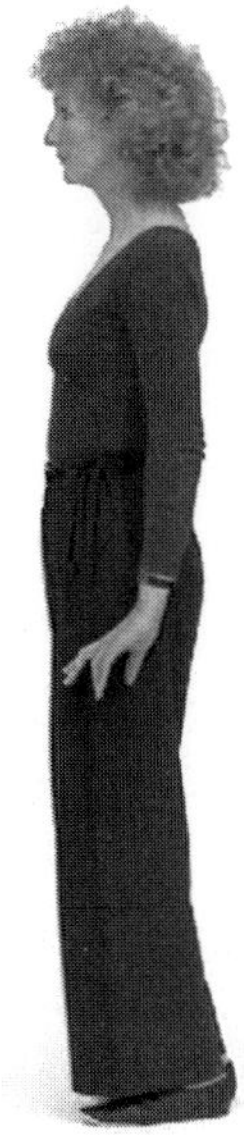

Beginnen Sie einzuatmen und führen Sie die Hände etwas nach hinten, die Handflächen zeigen nach unten. Heben Sie die Hände in einer großen nach vorn ausgerichteten Kreisbewegung nach oben, wobei Sie gleichzeitig die Knie langsam durchdrücken; die Handflächen zeigen immer nach außen und zum Ende der Bewegung nach oben. Sehen Sie Ihren Händen nach, wobei Sie auch den Kopf nach oben drehen. Machen Sie sich ganz lang, und strecken Sie genußvoll Ihren gesamten Körper.

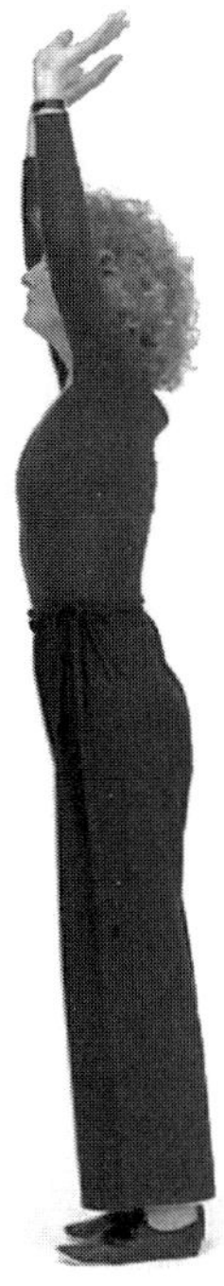

Beginnen Sie auszuatmen und beugen Sie sich, indem Sie in der Leiste einknicken, nach vorn. Blicken Sie hierbei wieder Ihren Händen nach, und drehen Sie auch wieder Ihren Kopf mit. Der Rücken bleibt gerade, und die Knie sind durchgedrückt. Fassen Sie mit beiden Händen Ihre Füße.

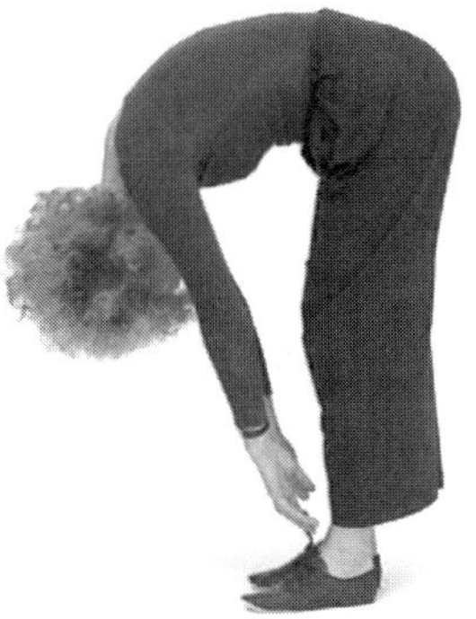

Beginnen Sie einzuatmen, schieben Sie Ihre Knie etwas nach vorne, indem Sie sie leicht beugen, und machen Sie den Rücken rund. Die Arme und der Kopf hängen locker nach vorn. Richten Sie sich langsam Wirbel für Wirbel wieder auf. Zum Ende des Aufrichtens werden Sie fühlen, daß die Arme, die Schultern und der Kopf ganz schwer werden.

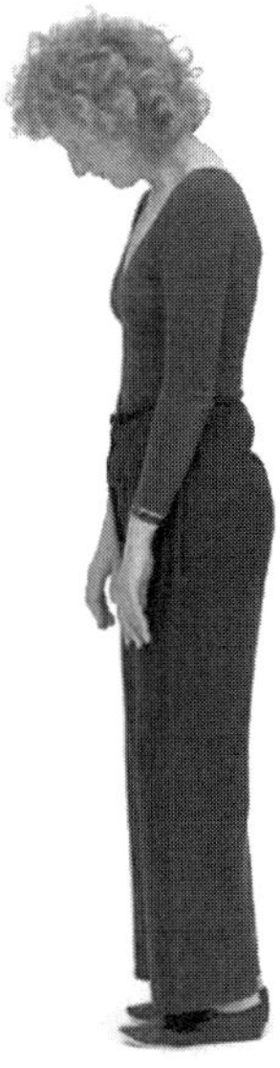

Beginnen Sie auszuatmen und richten Sie sich ganz auf; Sie stehen wieder in der Ausgangsstellung.

Wiederholen Sie diesen Brokat.

Worauf sollen Sie bei diesem Brokat achten?

Sicher ist es nicht leicht, mit durchgedrückten Knien die Füße zu fassen. Erfahrungsgemäß kommen Sie leichter nach unten, wenn Sie beim Nachvornebeugen versuchen, den Po nach hinten herauszustrecken. Versuchen Sie auf jeden Fall, so weit wie möglich mit den Händen nach unten zu kommen. Schaffen Sie es nicht ganz, so können Sie vielleicht Ihre Knöchel oder Ihre Unterschenkel umfassen.

Auch bei dieser Übung werden Sie im Laufe der Zeit langsam, aber sicher Fortschritte erzielen.

Was bewirkt dieser Brokat?

Diese Übung stärkt zunächst die Beine, sie kräftigt und entkrampft darüber hinaus auch die Rückenmuskulatur. Sie kräftigt die inneren Organe und verbessert insbesondere die Funktionen der Nieren und des Magens. Infolge des verbesserten Stoffwechsels fördert sie die Verdauung.

Durchblutungsstörungen in Händen und Füßen werden gelindert oder verschwinden ganz.

Leiden Sie etwa unter zu niedrigem Blutdruck, so haben Sie jetzt eine Möglichkeit gefunden, dieses Problem besser in den Griff zu bekommen.

Die Umgebung

Nach dem, was Sie bisher über DIE ACHT BROKATE erfahren haben, wissen Sie jetzt, daß es sich um ein sehr komplexes Übungssystem handelt, das viel mehr beinhaltet als nur die acht Übungen. Sie kultivieren mit diesen Übungen Ihren Körper und Geist und damit auch Ihre körperliche und geistige Gesundheit. Wenn es Ihnen mit etwas Ausdauer gelingt, und ich bin da sehr zuversichtlich, Körper und Geist wieder besser miteinander in Harmonie zu bringen, dann werden sich Ihnen bisher unbekannte Erfahrungsbereiche erschließen.

Was sollte Sie also daran hindern, daß Sie, wenn Sie DIE ACHT BROKATE ausüben, sich auch eine entsprechend harmonische Übungsumgebung schaffen?

Achten Sie auf eine ausreichende Beleuchtung und verstecken Sie sich nicht in einer dunklen Kammer. Bedenken Sie weiter, daß der Raum gut durchlüftet ist, die Temperatur sollte angenehm sein. Ist der Raum zu warm oder zu kalt, spüren Sie diesen Umstand als Unbehagen, und das lenkt Sie unnütz ab. Besonders schön wird es sein, wenn Sie DIE ACHT BROKATE im Freien ausüben.

Tragen Sie immer bequeme Kleidung. Ist Ihre Hose z. B. zu eng, werden Sie sich bei der Bauchatmung eingeengt fühlen.

Sorgen Sie dafür, daß äußere Störfaktoren wie Telefon oder Hausklingel weitgehendst abgestellt sind. In diesem Zusammenhang halte ich es nicht für einen Widerspruch, wenn Sie als zusätzliches Mittel der Entspannung Musik einsetzen. Wenn Sie sich für Musik entscheiden, möchte ich Ihnen wie beim Tai Chi eher ruhige, fast meditative Musik nahelegen. Dabei werden Sie eine erstaunliche Feststellung machen. Anfangs werden Sie sich vergeblich bemühen, DIE ACHT BROKATE im Einklang mit der Melodie oder dem Rhythmus auszuführen, die beide nur sehr schwer und im Grunde genommen nur individuell zu spüren sind. Statt dessen nehmen Sie den langen Atem der Musik in sich auf, der Sie ruhig und voller Aufmerksamkeit werden läßt. Am besten probieren Sie selbst aus, ob überhaupt und wenn ja, welche Musik Sie beruhigt und nicht ablenkt.

Erheben Sie DIE ACHT BROKATE ruhig zu einem Kult oder Ritus, mit dem Sie an der universalen Energie teilhaben werden, und lassen Sie dieses Bewußtsein auf sich wirken.

Auch eine harmonische Umgebung hat Streicheleinheiten für Ihre Seele, auch sie wirkt sich positiv auf Ihr geistiges und körperliches Wohlbefinden aus!

Siebter Brokat:

DIE FÄUSTE BALLEN

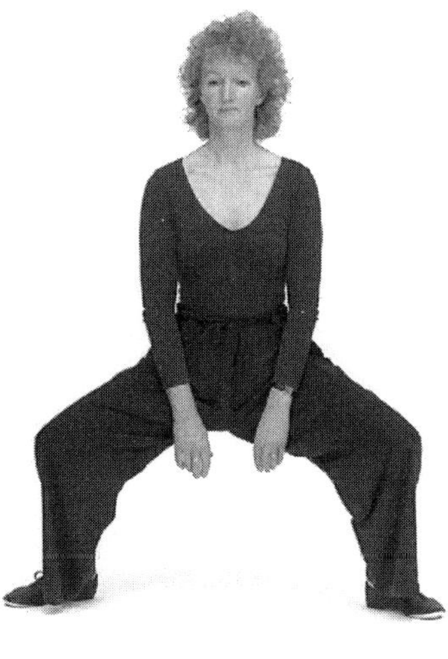

Nehmen Sie diese Ausgangsstellung ein. Es handelt sich wieder um die besonders tiefe Ausgangsposition wie beim zweiten und fünften Brokat. Lassen Sie die Hände locker vor sich nach unten hängen. Bemühen Sie sich, den Rücken geradezuhalten und nicht den Po nach hinten zu strecken.

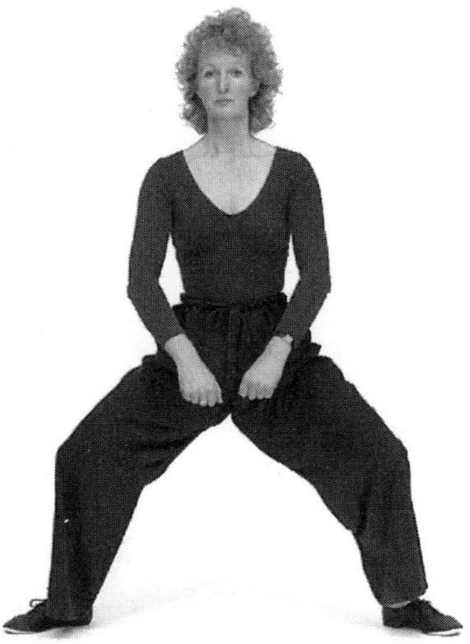

Beginnen Sie einzuatmen und ballen Sie die Hände allmählich zu einer lockeren Faust, also nicht die Finger zusammendrücken, und heben Sie die Fäuste bis in Brusthöhe an. Dabei nehmen Sie einen etwas erhöhten Stand ein.

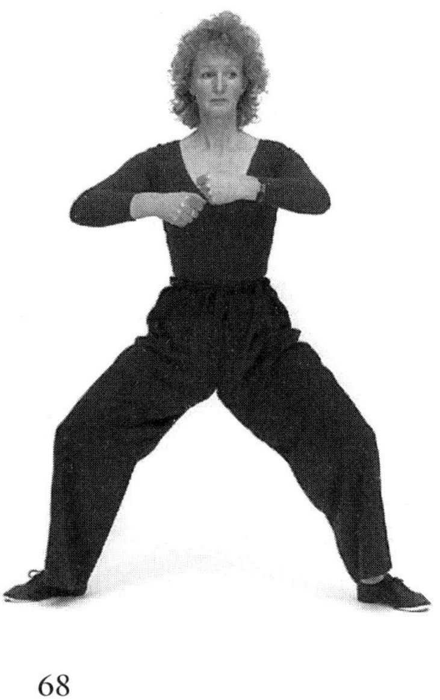

Beginnen Sie auszuatmen und boxen Sie schräg nach links vorn, wobei Sie aber den Arm nicht ganz strecken, und sehen Sie der Faust nach, indem Sie auch den Kopf in Richtung der linken Faust drehen. Die Position der rechten Faust bleibt unverändert. Bei dieser Bewegung nehmen Sie wieder die ganz tiefe Stellung ein.

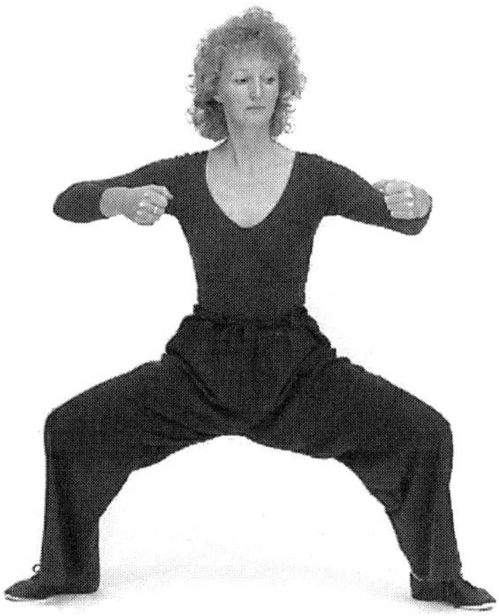

Beginnen Sie einzuatmen und führen Sie zuerst die linke Faust zur Mitte zurück, richten Sie den Kopf wieder gerade und blicken Sie geradeaus; führen Sie dann beide Fäuste in einer Kreisbewegung über den Kopf. Richten Sie sich während der gesamten Einatmungsphase wieder etwas auf.

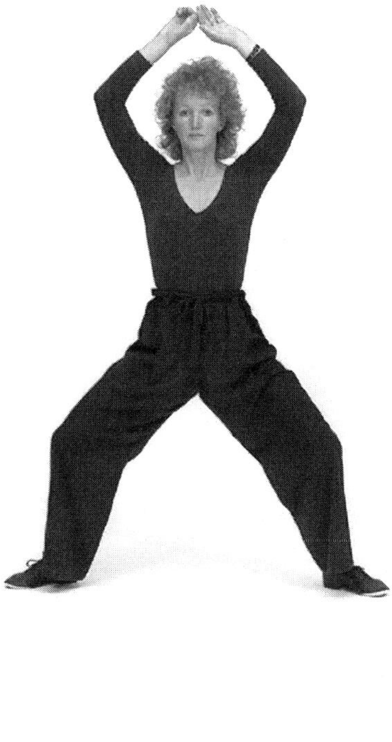

Beginnen Sie auszuatmen und öffnen Sie die Hände. Führen Sie die Hände in einem großen Bogen seitwärts zur Ausgangsposition zurück, und nehmen Sie wieder die sehr tiefe Stellung ein.

Wiederholen Sie diesen Brokat und boxen Sie mit der rechten Faust schräg nach vorn.

Worauf sollen Sie bei diesem Brokat achten?

Auch hier sollten Sie wieder versuchen, sich erst im Laufe der Zeit an eine tiefere Stellung heranzutasten. Wenn Sie auch hier einen höheren Stand als Ausgangsstellung wählen, brauchen Sie auch jetzt nicht wieder zwischen dem erhöhten und niedrigen Stand zu wechseln. DIE ACHT BROKATE zeigen auch dann ihre positiven Auswirkungen, wenn Sie generell nicht so gut mit den tiefen Positionen zurechtkommen.

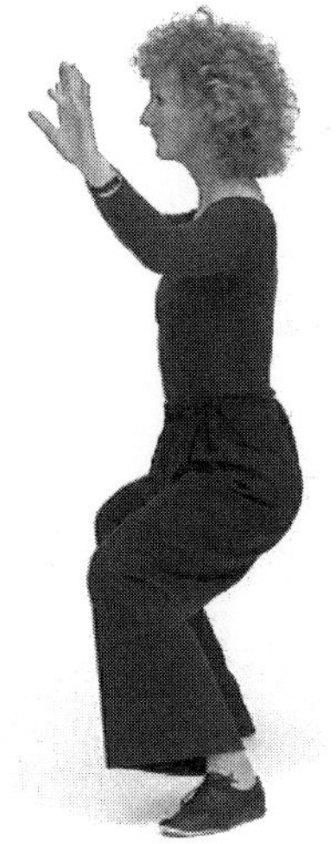

Werden die Arme seitwärts im großen Bogen nach unten zurückgeführt, so muß das nicht im rechten Winkel zum Körper geschehen, die Schultern sollen locker bleiben.

Historisch ist dieser Brokat besonders interessant. Es handelt sich hier tatsächlich um eine Technik aus dem Kampfsport. Sie können vielleicht daran ermessen, daß bei den Chinesen, wie überhaupt bei den Asiaten, gesundheitliches Vorsorgeprogramm und Kampfsport nicht die strenge Trennung erfahren wie bei uns im westlichen Kulturkreis. Im Gegenteil, sie gehören sogar zusammen. Jemand, der sich in den Kampfkünsten entwickelt, stärkt immer auch seine körperliche und geistige Gesundheit. Sehr schön können Sie diese Einstellung beim Tai Chi beobachten. Auch hier hat sich aus dem Kampfsport das vielleicht vielen bekannte und von vielen überaus geschätzte und bewährte Gesundheitssystem entwickelt.

Was bewirkt dieser Brokat?

Diese Übung erhöht generell Ihre Lebenskraft und damit Ihre Lebensfreude. Sie löst Verspannungen im gesamten Körper und stärkt die Nacken- und Rückenmuskulatur. Außerdem senkt sie zu hohen Blutdruck und wirkt lindernd bei arteriellen Durchblutungsstörungen.

Der Ursprung

DIE ACHT BROKATE gehören zu der sehr großen Familie des Qi Gong. Die ältesten Überlieferungen reichen etwa 4000 Jahre zurück. Zu dieser Zeit hatten die Chinesen entdeckt, daß mit Hilfe bestimmter langsamer Übungen, verbunden mit der richtigen Aufmerksamkeit auf die Art der Ausführung und auf die sie begleitende Atmung, die Energieströme des Menschen positiv beeinflußt werden konnten. Einige Kaiser ordneten an, daß ihre Untertanen bestimmte, einfache Übungen regelmäßig üben sollten, damit sie körperlich und geistig gesund blieben.

Auch in der taoistischen Meditation wurden schon immer Techniken zur Entspannung, zur Verbesserung und Vertiefung der Atmung sowie zur Steigerung der Konzentration geübt. Im Laufe der Zeit sind DIE ACHT BROKATE entstanden, die für das ausgeprägte chinesische Gesundheitsbewußtsein so typisch sind.

Wie es letztlich zu der Namensgebung gekommen ist, liegt im dunkeln. Deshalb gibt es hierüber viele unterschiedliche Spekulationen. Eine besagt z. B., daß der Name eine Reverenz an die alten Chinesen sein soll, die ein langes und gesundes Leben mit der Schönheit und Farbenpracht eines kostbaren Stoffes verglichen.

DIE ACHT BROKATE wurden in der Ausführung der einzelnen Brokate immer wieder geändert, so daß man heute eine Vielzahl von unterschiedlichen Versionen vorfinden kann. So gibt es z. B. Brokate, die im Sitzen oder aber in verschiedenen Geschwindigkeiten ausgeführt werden sollen. Auch heute noch werden einzelne Bereiche nach rein persönlichen Gesichtspunkten abgewandelt, ohne daß damit die positiven gesundheitlichen Auswirkungen in Frage gestellt werden. Vielfach werden bestimmte Abläufe vereinfacht. Insbesondere bei den sehr tiefen Stellungen, die für Ungeübte oder Ältere äußerst anstrengend sein können, werden Positionen bevorzugt oder Ausführungen ausgewählt, die weniger strapaziös sind und deshalb leichter nachvollzogen werden können.

Sie können eine vergleichbare Entwicklung auch beim Tai Chi feststellen. Hierzu werden ebenfalls Kurzformen und verschiedene Varianten angeboten, die z. B. äußerst schwierige Passagen nicht berücksichtigen und deshalb von vielen Menschen einfach schneller und bequemer zu erlernen sind. Auch hier wird niemand das positive Wirken von Tai Chi in Zweifel stellen wollen.

Obwohl DIE ACHT BROKATE in so unterschiedlichen Ausführungsarten existieren, haben die einzelnen Übungen fast gleichlautende Namen, die schlagwortartig jeden einzelnen Brokat beschreiben. Auch die Anzahl der Übungen hat sich unverändert erhalten.

Die von mir dargestellten Brokate sind die japanische Variante dieses Gesundheitssystems, die ich für sehr effektiv und vor allem für leicht erlernbar halte.

Achter Brokat:

DEN RÜCKEN SCHÜTTELN

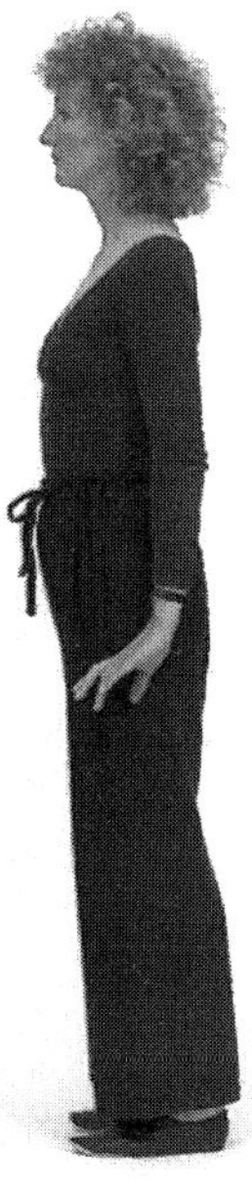

Nehmen Sie diese Ausgangsstellung ein. Die Knie sind jetzt nicht gebeugt, sondern gestreckt. Die Handflächen sind nach unten gerichtet und befinden sich neben den Oberschenkeln.

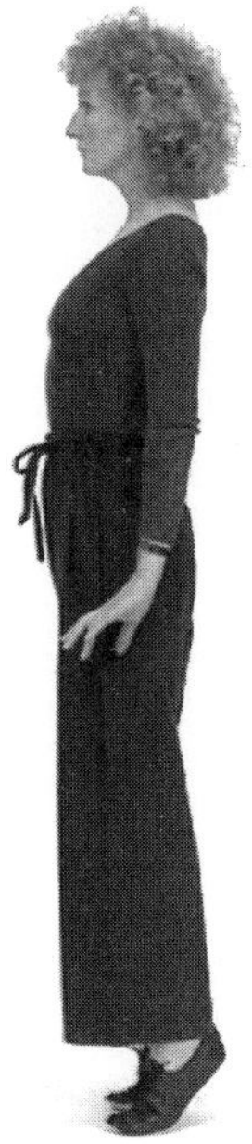

Beginnen Sie einzuatmen und verlagern Sie das Gewicht auf die Fußspitzen. Heben Sie langsam die Fersen immer höher an und kneifen Sie die Pobacken zusammen.

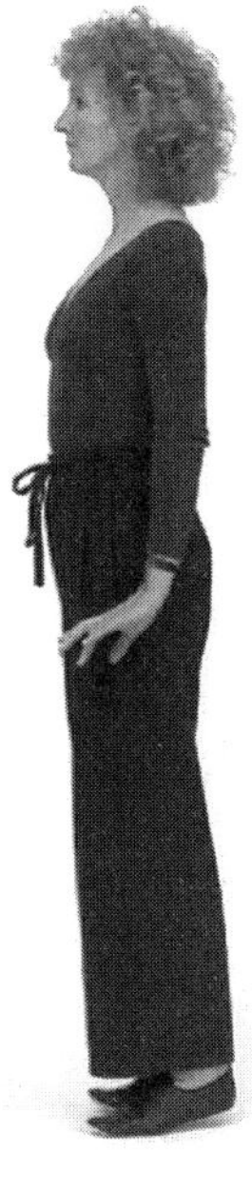

Beginnen Sie auszuatmen und verlagern Sie plötzlich das Gewicht nach hinten. Lassen Sie sich ruckartig auf die Fersen plumpsen, wobei Sie sich ganz entspannen. Die Haltung der Arme und Hände sowie die Position des Oberkörpers bleiben während dieser Übung unverändert; Sie stehen wieder in der Ausgangsstellung.

Wiederholen Sie diesen Brokat.

Worauf sollen Sie bei diesem Brokat achten?

Diese Übung ist wieder sehr einfach, denn es gibt nichts Besonderes zu beachten. Versuchen Sie wieder ‹ganz normal› zu stehen, also nicht mit den bisher üblichen gebeugten Knien. Wenn Sie das Gewicht auf die Fußspitzen verlagert haben und sich aufrichten, schieben Sie das Becken etwas nach vorne, um besser das Gleichgewicht halten zu können.

Was bewirkt dieser Brokat?

Das plötzliche Fallenlassen auf die Fersen versetzt den gesamten Körper in mehr oder weniger sanfte Schwingungen. Dadurch werden zum Schluß des Systems DIE ACHT BROKATE noch einmal alle Körperregionen massiert und der Kreislauf angeregt.

Vorbereitende Übung

Ich hatte Ihnen eingangs eine einfache vorbereitende Übung versprochen, mit der Sie sich während des ganzen Tages immer wieder entspannen können. Nach dem, was Sie bis jetzt über DIE ACHT BROKATE erfahren haben, werden Sie vielleicht ahnen, warum ich sie Ihnen erst jetzt vorstelle. Obwohl diese Übung für einen Betrachter mehr als leicht erscheinen mag, werden Sie als aufmerksamer Leser gleich verstehen, wo bei der Ausführung Schwierigkeiten auftreten könnten.

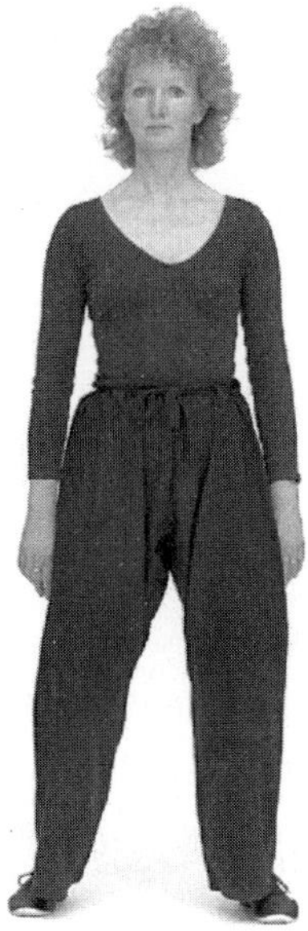

Nehmen Sie die Ihnen jetzt schon vertraute Ausgangsstellung ein, und beobachten Sie nur Ihren Atem. Verfolgen Sie den Strom Ihres Atems bis in Ihr Zentrum unterhalb des Bauchnabels und von dort wieder zurück. Wenn Sie spüren sollten, daß sich Ihre Gedanken nicht für diese Übung interessieren wollen, halten Sie sie nicht gewaltsam fest. Lassen Sie sie einfach ziehen, sie kommen von alleine wieder zurück.
Bleiben Sie weiterhin ruhig und entspannt stehen, und genießen Sie diese Körperhaltung. Allmählich werden die Phasen des Ein- und Ausatmens länger und ruhiger, der Atem fließt tief und gleichmäßig, in Ihnen und um Sie herum herrscht absolute Stille.

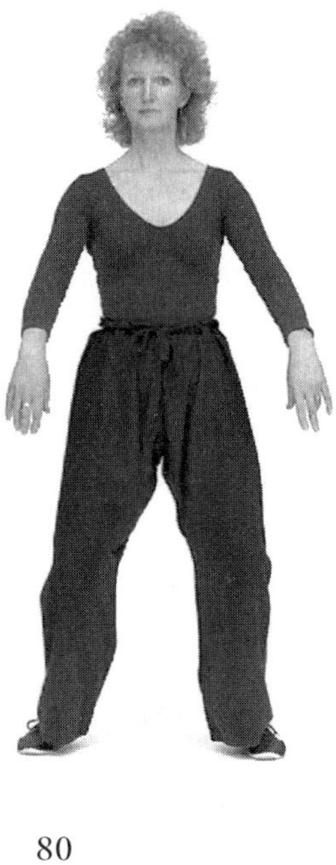

Beginnen Sie einzuatmen und heben Sie langsam die Hände bis in Schulterhöhe. Stellen Sie sich wieder vor, wie sich Ihr Bauch durch die tiefe Atmung zu einer riesigen Kugel nach vorne und nach oben wölbt. Auf dieser Kugel ruhen Ihre Arme und Hände, die Ellenbogen bleiben leicht gerundet. Sanft werden nun Ihre Arme und Hände nach oben getragen, Ihre Handgelenke sind ganz locker, ebenso die Finger (keine Faust!). Ihre Hände scheinen vielmehr spielerisch, ja liebkosend die Rundung der Kugel spüren zu wollen. Ihre Schultern werden beim Heben der Arme nicht mit nach oben gezogen, sie sind vollkommen entspannt.

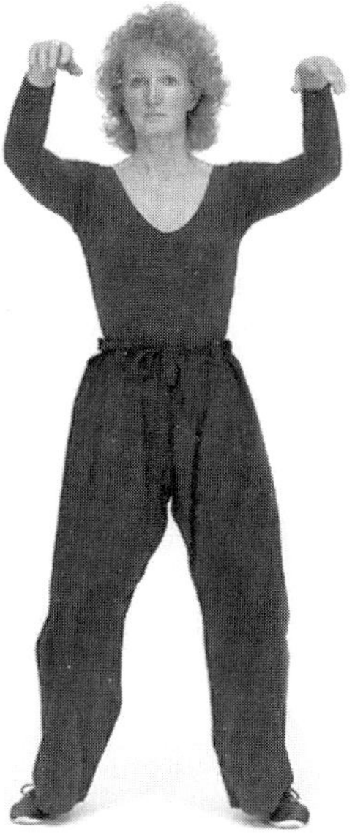 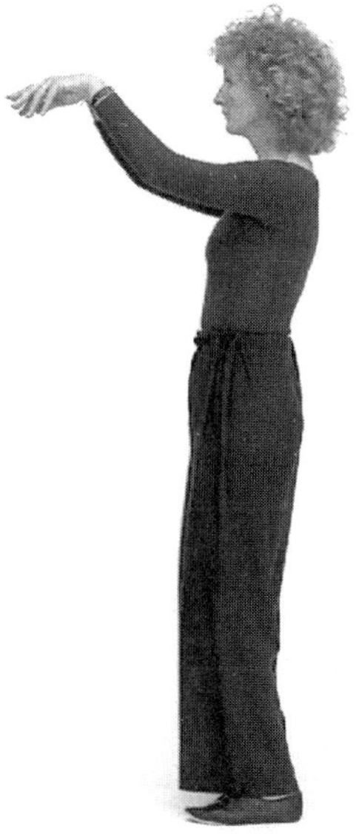

Beginnen Sie auszuatmen. Streicheln Sie in Gedanken die riesige Kugel, indem Sie die Hände ein wenig zu Ihrem Körper zurückführen, infolge der Rundung richten sich jetzt die Hände etwas auf, die Finger bleiben aber nach wie vor locker. Langsam nimmt Ihr Bauch wieder seine ursprüngliche Größe ein, Ihre Arme und Hände werden in ihre Ausgangsposition zurückgeführt.

Sie werden beim Lesen dieser Zeilen gespürt haben, daß die korrekte Ausführung dieser vorbereitenden Übung von Ihnen bis jetzt gemachte Erfahrungen voraussetzt.
Wenn Sie bisher vergeblich so etwas wie eine Einstimmung auf DIE ACHT BROKATE gesucht haben, das kann sie sein.
Sie können sie aber auch unabhängig vom ganzen System DIE ACHT BROKATE sooft Sie wollen und sooft Sie können praktizieren.
Durch das aufmerksame Beobachten des Atems bis in Ihr Zentrum und von dort wieder zurück sowie das begleitende Heben und Senken der Hände erfahren Sie auf recht einfache Weise einen Zustand von geistiger und körperlicher Harmonie und Entspannung.
Dieser ‹Zustand› tritt dann ein, wenn Sie nicht mehr feststellen können und vor allen Dingen nicht mehr feststellen wollen, ob das Heben der Hände das Einatmen oder das Einatmen das Heben der Hände bewirkt. Das eine bedingt das andere, beide Vorgänge sind nicht mehr trennbar und vermitteln Ihnen einen bis dahin nicht erfahrenen Zustand von körperlicher und geistiger Harmonie. Sie können und werden aber selbst diesen Zustand erleben, wenn er denn gekommen ist, und sich dann ein eigenes Urteil darüber erlauben.

Weitere Tips zum Üben

Einen wirklich durchschlagenden Erfolg mit dem Gesundheitssystem DIE ACHT BROKATE können Sie nur dann erwarten, wenn Sie die Übungen regelmäßig ausführen. Regelmäßig heißt: Jeden Tag ein Durchgang, nicht mehr, aber auch nicht weniger!

Es macht keinen Sinn, wenn Sie entweder ‹im voraus› üben oder ‹Versäumtes› zu einem späteren Zeitpunkt nachholen wollen.

Ein Durchgang bedeutet, daß jeder Brokat zweimal ausgeführt wird, nämlich entweder durch einfache Wiederholung oder durch die Links- oder Rechtsvariante. Achtung: Der fünfte Brokat beginnt zuerst nach rechts.

Ein Durchgang nimmt etwa zehn Minuten in Anspruch. Beherrschen Sie anfangs noch nicht alle Brokate, üben Sie zumindest zehn Minuten täglich.

Fühlen Sie sich nach einer kompletten Ausführung noch nicht ausgelastet, oder wollen Sie einfach nur Ihre Leistungsfähigkeit überprüfen, dann zelebrieren Sie DIE ACHT BROKATE einfach noch einmal.

Wenn Sie sich gleich von Anfang an etwas mehr verausgaben wollen, so verlangsamen Sie lediglich das Tempo.

Es ist durchaus normal, wenn DIE ACHT BROKATE für Sie einen Lieblingsbrokat enthalten, den Sie öfter als alle anderen machen wollen. Dabei kann es sich auch um eine ganz bestimmte Übung handeln, die Sie gezielt zur Linderung vorhandener Beschwerden einsetzen wollen. Genausogut gibt es vielleicht einen Brokat, den Sie gar nicht mögen. Unabhängig aber von der spürbaren Wirkung jeder einzelnen Übung

wird sich der wirklich überwältigende Erfolg allerdings erst dann einstellen, wenn Sie konsequent DIE ACHT BROKATE in einem Zug komplett praktizieren.
Wollen Sie gerade während der Lernphase Ihre Bemühungen um die richtige Art der Ausführung nicht immer durch den vielleicht störenden Griff zum Buch unterbrechen, sprechen Sie die beschreibenden Texte langsam auf eine Tonkassette. Vielleicht üben Sie DIE ACHT BROKATE auch zusammen mit einem Partner, der Ihnen die Beschreibungen vorliest.
Sicher haben Sie gerade in der Anfangsphase immer wieder Tage, an denen Sie nicht die geringste Lust zum Üben verspüren. Oder es werden Tage kommen, an denen Sie Schwierigkeiten mit der Aufmerksamkeit haben. Bemühen Sie sich trotzdem um ein regelmäßiges Übungsprogramm. Hadern Sie dann nicht mit sich und Ihrem vermeintlichen Unvermögen. DIE ACHT BROKATE lassen Sie gerade an solchen Tagen Ihre harmonische Ruhe und Ihren langen Atem spüren, vielleicht nicht ganz so intensiv, aber Sie werden sich der wohltuenden Wirkung trotz Ihrer ‹schlechten› Tagesform nicht einfach entziehen können.

Eine zweite Bilanz

Selbst wenn Sie sich mit dem bisher Gesagten nicht identifizieren können oder wollen, DIE ACHT BROKATE aber gleichwohl bis jetzt ausdauernd geübt haben, werden Sie trotz Ihrer kritischen Einstellung den gewünschten Erfolg haben.

Je öfter Sie bei der Ausführung aller acht Brokate meine Anregungen zum Üben, die Ratschläge zur richtigen Haltung, zur natürlichen Atmung, zur Aufmerksamkeit, zu Ihrer Übungsumgebung, vielleicht auch zur Meditation und zum Sinn der vorbereitenden Übung beherzigen, desto mehr werden Sie diese Hinweise verinnerlichen. Sie haben sich automatisch auf diese Übungen eingestellt, sie gehören zu Ihrem Leben.

Sie wollen DIE ACHT BROKATE und ihren positiven Einfluß nicht mehr missen, weil Sie spüren, daß dieses Gesundheitssystem alles das hält, was ich Ihnen eingangs versprochen habe.

Sicherlich ist das eine oder andere gesundheitliche Problem verschwunden oder zumindest erträglicher geworden. Vielleicht denken Sie gerade jetzt darüber nach und stellen überrascht fest, daß Sie schon lange nicht mehr die ewig schmerzenden Verspannungen im Schulter- und Rückenbereich gespürt haben. Oder Sie fühlen sich viel aktiver und ausgeglichener.

Der anfängliche Muskelkater bei den besonders tiefen Brokaten ist verschwunden, Sie können quasi ‹auf Befehl› tief und ruhig durchatmen, Sie können sich schnell und wirkungsvoll entspannen, Sie schlafen ruhiger als früher und fühlen sich morgens nicht mehr wie gerädert.

Sie essen vielleicht viel bewußter und mit mehr Freude und haben trotzdem nicht an Gewicht zugenommen, ja im Gegenteil, das eine oder andere überflüssige Pfund ist sogar schon verschwunden.
Von außen auf Sie einstürmende Ereignisse werfen Sie nicht mehr so schnell wie früher aus der Bahn, Sie können ihnen viel gelassener begegnen.
Mit einem Wort, Ihre Lebensqualität und vor allem Ihre Lebensfreude haben sich zusehends verbessert.
Dieses neue Lebensgefühl fällt Ihrer Umgebung, Ihrer Familie, Ihrem Freundes-, Bekannten- und Kollegenkreis auf. Ohne besonders große Anstrengung gelingen Ihnen auf einmal Dinge, vor denen Sie sich früher gefürchtet haben, denen Sie immer ausgewichen sind.
Vielleicht spüren Sie jetzt schon, wie Sie gleich zu Beginn des ersten Brokats von der universalen Energie durchströmt werden, was Sie als wohltuendes Pulsieren in den Händen und Beinen empfinden.
Mit einem Wort: Ihre geistige und körperliche Gesundheit ist stabiler geworden.

TEIL II 二段錦

Im zweiten Teil möchte ich Ihnen die ganzheitliche Betrachtungsweise vorstellen. Dabei tauchen z. B. Begriffe wie Makro- und Mikrokosmos und Tao auf. Auch das grundlegend unterschiedliche westliche und östliche Gesundheitsverständnis werde ich ansprechen. Nicht zuletzt möchte ich Ihnen dann endlich auch verraten, wie und warum DIE ACHT BROKATE wirken.

Die ganzheitliche Betrachtungsweise spielt besonders in der gesamten sogenannten alternativen Heilkunde, etwa bei der Akupunktur oder der Akupressur und natürlich bei der Behandlung durch einen Heilpraktiker eine große Rolle. Es erkennen aber auch immer mehr Vertreter der Schulmedizin, daß es sich hierbei um eine zusätzliche Möglichkeit handelt, die sich nicht nur recht gut, sondern auch erfolgreich mit den eher klassischen Methoden kombinieren läßt.

Aber nicht nur im Bereich der Medizin, sondern auch in vielen anderen Wissenschaften setzt sich die ganzheitliche Schau auf alles Sein verstärkt durch. Die geradezu unglaubliche Behauptung, daß der Flügelschlag eines Schmetterlings in Peking ein Erdbeben in San Francisco auslöst (Schmetterlingseffekt), zeigt diesen Wandel besonders deutlich. Was also hat es damit auf sich, daß sich gerade heute so viele damit befassen? Handelt es sich etwa nur um die Modeerscheinung einiger Interessierter, oder zeigt sich in der Tat ein echtes Bedürfnis? Bahnt sich langsam, aber sicher eine andere Sicht zur Stellung des Menschen in der Natur an?

Makro- und Mikrokosmos

Das Bild vom Mikrokosmos Mensch, der die Harmonie zwischen den beiden Makrokosmen Himmel und Erde sucht, gilt geradezu schon als klassisch.
Der größte Makrokosmos, den wir kennen, ist sicherlich unser Universum. Allerdings sind die einzelnen Galaxien, die Sonnensysteme und die Planeten wieder eigene Makrokosmen.
Die Sonne unseres Sonnensystems z. B. ist nur eine von mindestens 100 Milliarden anderer Sonnen innerhalb unserer Galaxie, die wir Milchstraße nennen, und diese ist auch nur wiederum eine von mehreren hundert Milliarden anderer Galaxien im Universum.
Die Entfernungen dieser Systeme untereinander sind so groß, daß sie in Lichtjahren gemessen werden müssen. Das Licht von der Sonne zu uns ist etwa acht Minuten unterwegs. Viele Sterne, die wir am Himmel mit bloßem Auge erkennen können, sind schon einige hundert Lichtjahre von uns entfernt. Noch unvorstellbarer ist, daß der Durchmesser unserer Milchstraße etwa 100 000 Lichtjahre beträgt.
Unser Verstand scheint zu versagen, wenn uns bewußt wird, daß wir heute aus den Tiefen des Universums das Licht von Sternen und Galaxien empfangen, die seit undenklichen Zeiten aufgehört haben zu existieren.
Mit unvorstellbarer Geschwindigkeit rasen wir auf unserem Planeten und dieser wiederum mit der Milchstraße durch den unendlichen Raum. Das Universum strebt auseinander, aber wo ist das Zentrum, und wohin geht unsere Reise?

Die Fragen nach der Beschaffenheit dessen, was wir wahrnehmen oder mit Hilfe modernster Technik zu sehen glauben, stellt uns immer wieder vor neue Rätsel. Gibt es einen Anfang? Wenn ja, was war davor? Gibt es Grenzen? Wenn ja, was kommt danach? Gibt es unendlich viele Universen in unendlich vielen Dimensionen? Und vor allen Dingen, welche Rolle spielt im Universum die Zeit? Existiert sie überhaupt, oder ist sie nur ein Hirngespinst in unseren Köpfen?
Je mehr wir uns gedanklich in diesen Größenordnungen verlieren, sollten wir folgendes akzeptieren: Das Universum ist ohne Anfang, ohne Ende und ohne Zeit.

Wenn wir jetzt einmal unser Augenmerk auf uns selbst richten, so ist der einzelne Mensch im Vergleich zum Universum etwas sehr Winziges.
Dennoch besteht unser Körper aus mehr als fünf Billionen Zellen, das sind etwa fünfzigmal mehr, als es Sonnen in unserer Milchstraße gibt!
Täglich sterben in uns Millionen von Zellen, die wieder erneuert werden müssen. Einige Zellen leben nur wenige Minuten, andere dagegen schon mehrere Stunden oder Tage.
In jeder Zelle laufen Programme nach einem noch nicht entschlüsselten Code ab, der bestimmte chemische Reaktionen auslösen kann oder bestehende Prozesse sofort abbricht. Eine Kommandozentrale innerhalb jeder Zelle bedient sich besonderer Signalgeber, die unter anderem jede Zelle sofort veranlassen können, sich selbst zu vernichten.
Jeder Zellkern hat die komplette Information für den Gesamtorganismus Mensch gespeichert. Auch das Knacken dieses genetischen Codes zeigt ständig neue Erkenntnisse.
Heerscharen von Bazillen und Viren werden von unserem körpereigenen Sicherheitssystem überprüft und gegebenenfalls rücksichtslos vernichtet.
Sobald eine Zelle in diesem nahezu perfekten Organismus nicht mehr funktioniert, wird sie normalerweise sofort zerstört. Trotzdem gelingt

es immer wieder einigen von ihnen, unser Immunsystem durch falsche Informationen zu überlisten, um uns dann in selbstmörderischem Wahnsinn zu vernichten.

Die Begriffe Makro- oder Mikrokosmos gelten aber auch für ganz andere Lebensformen. Wenn Sie an die Weltmeere, die Wüsten oder die Tropenwälder denken, so entstehen alle erst durch das Zusammenwirken der fast unendlich vielen und unterschiedlichen Mikrokosmen. Sie werden durch diese erst zum Leben erweckt und erhalten durch diese ihr typisches Erscheinungsbild.
Auch das Zusammenleben von Menschen in einem Land können Sie als Makrokosmos betrachten, denn es gestaltet sich ebenfalls aus vielen Makro- und Mikrokosmen, z. B. in Form von Städten und Gemeinden, Gruppen, Vereinen, großen und kleinen Betrieben, Verwaltungen, Ehen, Lebensgemeinschaften, Konfessionen oder alten und jungen Menschen.
Diese vollkommen andere Sichtweise gestattet es Ihnen, daß Sie tatsächlich alles, was Sie umgibt und Ihr Leben in irgendeiner Form beeinflußt und gestaltet, auch ganz anders empfinden können.

Das Tao

Die Schlußfolgerung, die sich zwangsläufig aus dem bisher Gesagten ergibt, klingt sehr unwahrscheinlich, ja geradezu abenteuerlich. Sie ist verblüffend einfach, und gerade deswegen erscheint sie so unvorstellbar.
Bei genauerer Betrachtung werden Sie erkennen, daß alle diese großen und kleinen Kosmen nicht nur nebeneinander existieren. Es verhält sich vielmehr so, daß sie miteinander verbunden sind, daß der eine von dem anderen abhängt, daß der eine die Existenzgrundlage für den anderen darstellt.
Die alten Chinesen prägten für die Summe aller Erscheinungsformen den Begriff des Tao. Es würde den Rahmen dieses Buches sprengen, wenn ich jetzt die bereits vielfältig vorhandenen Interpretationen zitieren würde. Lassen Sie mich deshalb an dieser Stelle versuchen, nur einige ‹typische Eigenschaften› des Tao in Schlagworten wiederzugeben.

- Tao ist die Gesamtheit aller Dinge und Wesen, unter Einbeziehung des größten vorstellbaren Makrokosmos und des kleinsten nur denkbaren Mikrokosmos.
- Alle Erscheinungsformen unterliegen denselben Naturgesetzen, und auf alle wirken dieselben Kräfte.
- Es gibt nichts, was das Tao nicht ist.
- Im Tao ist nichts beständig, sein Erscheinungsbild unterliegt einem ständigen Wandel.

- Das Tao kennt keine Trennung und keine Gegensätze. Erst aus dem Zusammenschluß dessen, was vermeintlich getrennt ist, und erst aus dem Zusammenspiel aller Gegensätze existiert es.
- Alles wird von demselben universalen Geist und von derselben universalen Energie durchströmt und belebt.
- Das Tao ist nur ein einziger Organismus!

Die Stellung des Menschen im Tao

Entsprechend der Lehre des Tao ist der Mensch im Universum nur ein Mikrokosmos unter nahezu unendlich vielen anderen. Er ist aber auch ein Makrokosmos, wenn man berücksichtigt, aus wie vielen Mikrokosmen er selbst besteht.

Gleichwohl ist jeder von uns Teil des Tao, dieses einen Organismus. Wir alle tragen zu seinem Erscheinungsbild ebenso bei wie alle anderen Dinge und Wesen auch. Wie alle anderen Kosmen werden auch wir von derselben universalen Energie durchströmt und belebt und haben Teil an dem universalen Geist.

Die alten Chinesen hatten dies schon sehr früh erkannt. Ihr Leben wurde von der Einsicht bestimmt, daß es besser sei, den Gesetzen des Tao zu folgen, als sich ihnen entgegenzustellen. Das Tao mit seinem ständigen Wandel manifestierte sich ihnen z. B. in dem unaufhörlichen Sterben und Geborenwerden in der Natur, dem Wechsel der Jahreszeiten oder in den politischen Unruhen ihrer Zeit.

Folgte man diesen Gesetzen, konnte man eine harmonische Position zwischen den Makrokosmen Himmel und Erde erreichen. Dabei half ihnen eine ausgewogene Ernährung ebenso wie sanft und harmonisch ausgeführte Gesundheitsübungen.

Qi Gong, Tai Chi und natürlich auch DIE ACHT BROKATE sind solche Systeme, mit denen Körper und Geist ihre ursprüngliche Harmonie wiederfinden können. Denn wenn sich der Mensch selbst in Harmonie befindet, wirkt er auch auf seine Umgebung harmonisch und trägt damit zur allgemeinen universalen Harmonie bei.

Nahezu alle Lebensbereiche wurden von einem ausgeprägten Harmoniebedürfnis bestimmt. Feng Shui z. B., die Lehre von der harmonischen Hausgestaltung, beeinflußte nicht nur den Bau von Palästen, sondern ganze Siedlungen wurden nach diesem Prinzip errichtet. Auch heute noch ist Feng Shui Bestandteil des chinesischen Lebens und hilft Häuser, die darin enthaltenen Zimmer und die darin enthaltenen Möbel so geschickt anzuordnen, daß sie in optimaler Harmonie zu anderen Möbeln, zu anderen Zimmern und zu anderen Gebäuden stehen.
Oder denken Sie an das I Ging, das Buch der Wandlungen. War dieses Werk zunächst nur als praktischer Ratgeber und Wegweiser für die kleinen und großen Belange des täglichen Lebens gedacht, so regelte es im Laufe der Zeit immer mehr das harmonische Miteinander der Menschen und ein verantwortungsbewußtes Umgehen mit der Natur.
Sicher lassen sich noch viele Beispiele dafür anführen, mit welchen Mitteln die alten Chinesen versuchten, sich eine ideale und vor allen Dingen harmonische Position im Tao zu verschaffen. Denn nur so wurde das Gleichgewicht in der Natur verstärkt, und nur so konnte man für sich glückliche Lebensumstände erreichen.
Wie weit haben wir uns heute nicht nur von dieser Erkenntnis und damit auch von uns selbst entfernt!

Das westliche und das östliche Gesundheitsverständnis

Natürlich bestimmten das Tao und die sich daraus ergebende Stellung des Menschen auch die gesamte chinesische Medizin. Sie unterscheidet sich deshalb grundlegend von dem, was wir unter Medizin verstehen.
In unserer westlichen Kultur mußte über Jahrhunderte hinweg alles mit dem Verstand erklärt werden können. Fragen nach einem geistigen Hintergrund oder nach dem Wesen und den Zusammenhängen von Vorgängen wurden weitgehendst vernachlässigt.
Dieses aus taoistischer Sicht verkümmerte Denken führte allerdings in sehr vielen Bereichen zu immer wieder neuen Erkenntnissen. Gerade in der Medizin wurden damit bis heute nicht zu leugnende Erfolge erzielt, denn fast immer konnten neu auftretende Krankheiten wirkungsvoll behandelt werden. Hatte man erst einmal den verantwortlichen Erreger gefunden, war die Krankheit auch schon besiegt. Die erzielten Erfolge gaben und geben noch heute den Medizinern recht, es besteht eigentlich keine Veranlassung, in irgendeiner Weise umzudenken.
Das Tao in allen seinen unterschiedlichen Erscheinungsformen ist aber weder vorhersehbar, noch hat es feste Regeln. Denn kaum glaubt man eine Krankheit besiegt zu haben, tauchen sofort wieder neue auf und bringen neue Rätsel mit sich. Der Traum von einer Menschheit ohne Krankheiten rückt in immer weitere Ferne.
Insbesondere unser eigenes Verhalten unseren Krankheiten gegenüber ist von der Einstellung geprägt, mit Medikamenten fast alle Probleme lösen zu können. Jeder von uns hat seine ganz persönlichen körperlichen Schwachstellen, die für Krankheiten besonders anfällig sind. Bei

dem einen ist es der Rücken, der Magen oder das Herz, der andere leidet unter Kopfschmerzen, Schlaflosigkeit oder Konzentrationsmangel. Es ist heute unbestritten, und wir wissen das zum Teil aus eigener schmerzlicher Erfahrung, daß langanhaltender Streß gerade diese Schwachstellen zusätzlich angreift. Die streßbedingte psychische Belastung stört nachhaltig die Harmonie von Körper und Geist. Sowohl die mangelnde Streßbewältigung als auch die bereits geschwächte Anpassung an die ungewohnten, streßmachenden Lebensumstände lassen einen Teufelskreis entstehen, der den Ausbruch von schweren Krankheiten begünstigt. Die auftretenden Symptome beunruhigen uns im Anfangsstadium noch nicht nachhaltig, trotzdem fühlen wir uns weder richtig gesund noch richtig krank.
Genau in dieser Situation greifen wir zu Schlaf- oder Kopfschmerztabletten, Verdauungspräparaten oder einer Salbe gegen die Rückenschmerzen. Wir bekämpfen also lieber die streßbedingten Krankheiten als den Streß selbst und überhören dabei geflissentlich, was unser Körper uns mit den auftretenden Symptomen sagen will. Die so erzielten Linderungen können nur von mehr oder weniger kurzer Dauer sein, weil wir die eigentlichen Ursachen nicht sehen oder auch nicht sehen wollen. Wir akzeptieren auf diese Art und Weise viele unserer Krankheiten, als könnten wir ohne sie gar nicht mehr leben.
Aber ganz behutsam zeichnet sich ein Umdenkungsprozeß ab, denn gerade viele unserer hausgemachten Krankheiten werden nicht mehr als unabwendbar hingenommen. Sicher hängt das zum großen Teil damit zusammen, daß sich östliches Gedankengut und besonders östliche Gesundheitspraktiken immer mehr durchsetzen. Zu groß sind inzwischen die vielen positiven Erfahrungen mit den alternativen Heilweisen, mit Tai Chi oder auch anderen Gesundheitssystemen.

Ganz anders sieht zum Beispiel das Gesundheitsverständnis der Chinesen aus. Auch die Behandlung bei einem chinesischen Arzt ist mit einem Arztbesuch westlicher Prägung nicht zu vergleichen. Eine entscheidende Rolle spielt da die ganzheitliche Betrachtungsweise, die jeden Menschen als komplexe Einheit sieht. Ein Patient darf deshalb nicht losgelöst von seiner Umgebung betrachtet werden, und es wäre ein nicht wiedergutzumachender Fehler, würde man das gesamte soziale Umfeld nicht in die Behandlung miteinbeziehen.

Entsprechend der Lehre des Tao ist der Mensch mit allem Geschehen um ihn herum eng verbunden, er bildet mit allen Lebewesen und Dingen eine Einheit. Krankheiten können nach dieser Auffassung immer nur dann auftreten, wenn die Harmonie zwischen Körper und Geist, und damit die universale Harmonie, gestört ist. Viele Krankheiten haben nach dieser Auffassung in erster Linie immer eine seelische Ursache.

Ein chinesischer Arzt versucht deshalb zunächst einmal durch intensive Befragung nach den Lebensgewohnheiten, der Ernährung, dem Beruf und der Familie, sich von dem Patienten ein Bild zu machen. Er versucht herauszufinden, wo die Ursachen für die Störung der Harmonie liegen können, die letztlich zu der Erkrankung geführt haben. Dabei vermeidet er, nach einem ganz bestimmten Krankheitsbild zu suchen, denn vermeintlich gleiche Krankheiten haben fast immer unterschiedliche Ursachen.

Der chinesische Arzt sieht deshalb seine Aufgabe in erster Linie darin, die innere und äußere Harmonie seines Patienten wiederherzustellen. Die dabei erreichte seelische Ausgeglichenheit beeinflußt das Immunsystem und die Funktion der Organe ausgesprochen günstig, denn es ist unbestritten, daß die eigene positive Einstellung und der persönliche Wille die meisten Funktionsabläufe im Körper auch positiv beeinflussen können.

Krankheiten werden unter solchen Bedingungen ganz anders und in den meisten Fällen weniger dramatisch verlaufen. In vielen Fällen muß es gar nicht erst zu einer Krankheit kommen.

Unser Energiesystem

Unsere Lebensenergie, und damit auch die universale Energie, fließt nach chinesischer Auffassung in den Meridianen. Dabei handelt es sich um Linien oder Bahnen dicht unter der Hautoberfläche, die allerdings bisher noch niemand physikalisch nachweisen konnte. Gleichwohl bildet das Meridiansystem schon seit mehr als 2000 Jahren die Grundlage der gesamten chinesischen Medizin. Die typischen Anwendungsgebiete wie die Akupunktur, die Akupressur oder das Shiatsu gehen ebenso von dem Vorhandensein dieser Energiekanäle aus wie die Bewegungsformen des Qi Gong oder Tai Chi. Auch DIE ACHT BROKATE nutzen die Meridiane für ihre Wirkung.

Namentlich sind vierzehn Meridiane bekannt, es gibt aber bei weitem mehr. Die sogenannten Hauptmeridiane verzweigen sich in ein immer feineres Netz, das letztlich den gesamten Körper durchzieht und alles miteinander verbindet. Damit ist auch erklärt, warum DIE ACHT BROKATE mit nur einer Sequenz gleichzeitig mehrere gesundheitliche Aspekte haben. Über diese Bahnen werden unser Gewebe, unser Nervensystem, unsere Organe, ja unser ganzer Körper bis in jede einzelne Zelle mit der Lebensenergie versorgt. Dabei handelt es sich immer um dieselbe Energie, die auch den gesamten Kosmos durchströmt.

Solange diese Energie frei fließen kann, besteht normalerweise keine besondere Veranlassung, tätig zu werden, es sei denn, wir hätten selbst ein Interesse daran, den Energiefluß in unserem Körper immer wieder anzuregen. Ein Energieüberschuß an einer Stelle im Körper bedeutet ein Fehlen von Energie an einer anderen Stelle. Dadurch wird die Aus-

gewogenheit innerhalb dieses sehr sensiblen Systems gestört, und es können Krankheiten auftreten.
Genau festgelegte Punkte auf den Meridianen gelten als Eingangstüren zu unserem gesamten Energiesystem. Diese Punkte werden in unterschiedlicher Weise stimuliert, damit der Energiestau abgebaut und der ursprüngliche Fluß wiederhergestellt wird.
Neben sanften Naturpräparaten werden zusätzlich Atem- und Bewegungsübungen als therapeutisches Mittel eingesetzt, um den Energiefluß im Körper besonders nachhaltig zu stimulieren. Dabei macht erst das Zusammenspiel von richtiger Atmung und der genauen und bewußten Ausführung dieser sanften Bewegungen die universale Energie aus der Luft für den Menschen nutzbar. Durch diese Bewegungen angeregt, gleicht das Meridiansystem das Fehlen und vorhandene Überschüsse an Energie wieder aus. Der Körper wird für die universale Energie wieder aufnahmefähig und vor allen Dingen wieder durchlässig. Die universale Energie kann wieder frei und heilsam durch die Meridiane strömen und aktiviert so die natürlichen Selbstheilungskräfte.

Zum Schluß

Das regelmäßige Üben mit dem Gesundheitssystem DIE ACHT BROKATE bietet mehrere Vorteile. Zum einen wird nicht nur der Energiefluß angeregt und ständig verbessert, sondern es wird auch das Immunsystem in zunehmendem Maße aktiviert.

Aber noch etwas ganz anderes ist von entscheidender Bedeutung. Dadurch, daß DIE ACHT BROKATE besonders aufmerksam ausgeführt werden, stellt sich wieder eine erhöhte Sensibilität den Bedürfnissen des eigenen Körpers gegenüber ein. Der Körper wird nicht mehr als die Maschine empfunden, die immer unter Volldampf stehen muß. Wenn jemand in der beschriebenen Form übt, wird er künftig viel früher spüren, wenn die psychischen und physischen Belastungen für ihn zu groß werden, ja in vielen Fällen wird er es gar nicht erst so weit kommen lassen. Das muß keineswegs mit einem Nachlassen seiner Leistungsfähigkeit einhergehen, denn vielfach tritt genau das Gegenteil ein.

DIE ACHT BROKATE lassen den Übenden den Anschluß an die universale Energie wiederfinden und ermöglichen ihm, ständig sein eigenes Energiesystem aufzuladen. Die Harmonie von Körper und Geist zeigt sich in einer gesteigerten Lebensfreude, und eine zufriedene Gelassenheit gegenüber den Belastungen des Alltags bestimmt das Handeln.

In diesem Zustand hat der Übende eine harmonische Stellung zwischen Himmel und Erde und damit im Universum eingenommen.

TEIL III 三段錦

In diesem Teil sehen Sie DIE ACHT BROKATE im Zusammenhang und etwas ausführlicher. Zum besseren Verständnis sind bestimmte Zeichnungen mit einem schwarzen bzw. schraffierten Kreis unterlegt. Der schwarze Kreis bedeutet, daß Sie in dieser Position einatmen, der schraffierte Kreis kennzeichnet für Sie die Position, in der Sie ausatmen.
Achtung: Beim fünften Brokat müssen Sie erst rechts beginnen.

Die acht Brokate auf einen Blick

Vorbereitung

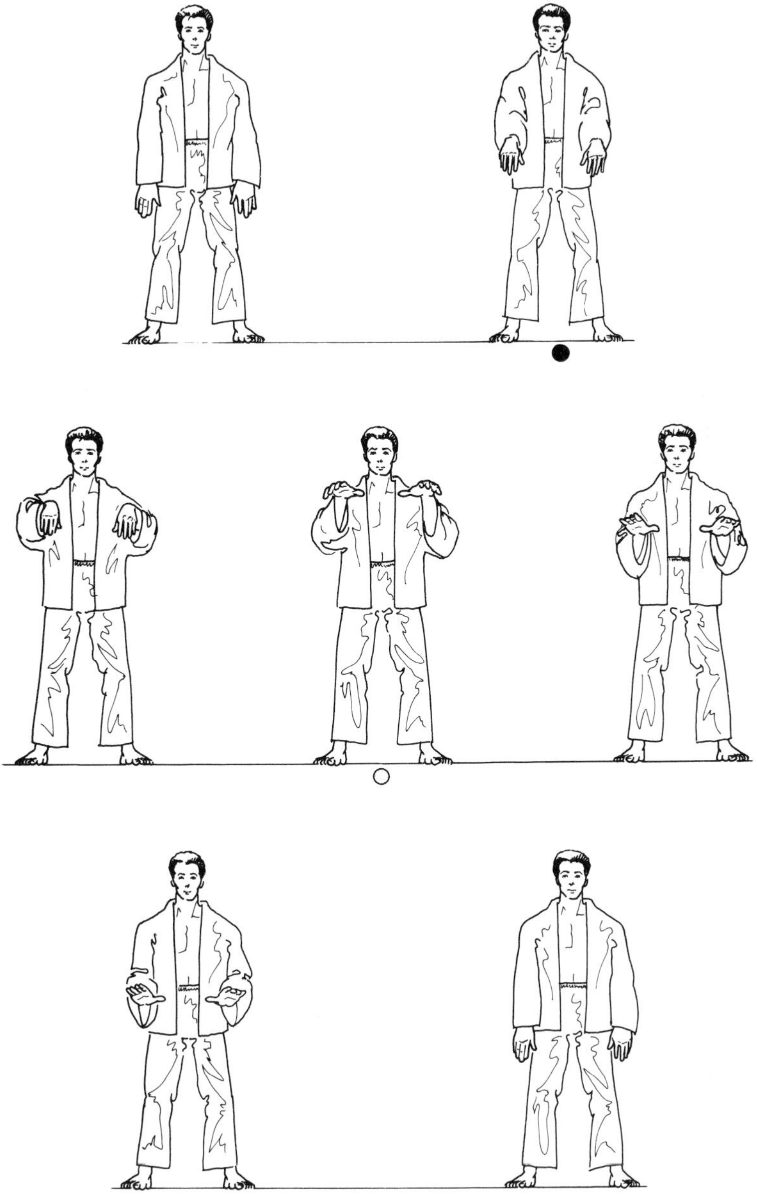

Erster Brokat: Den Himmel mit beiden Händen stützen

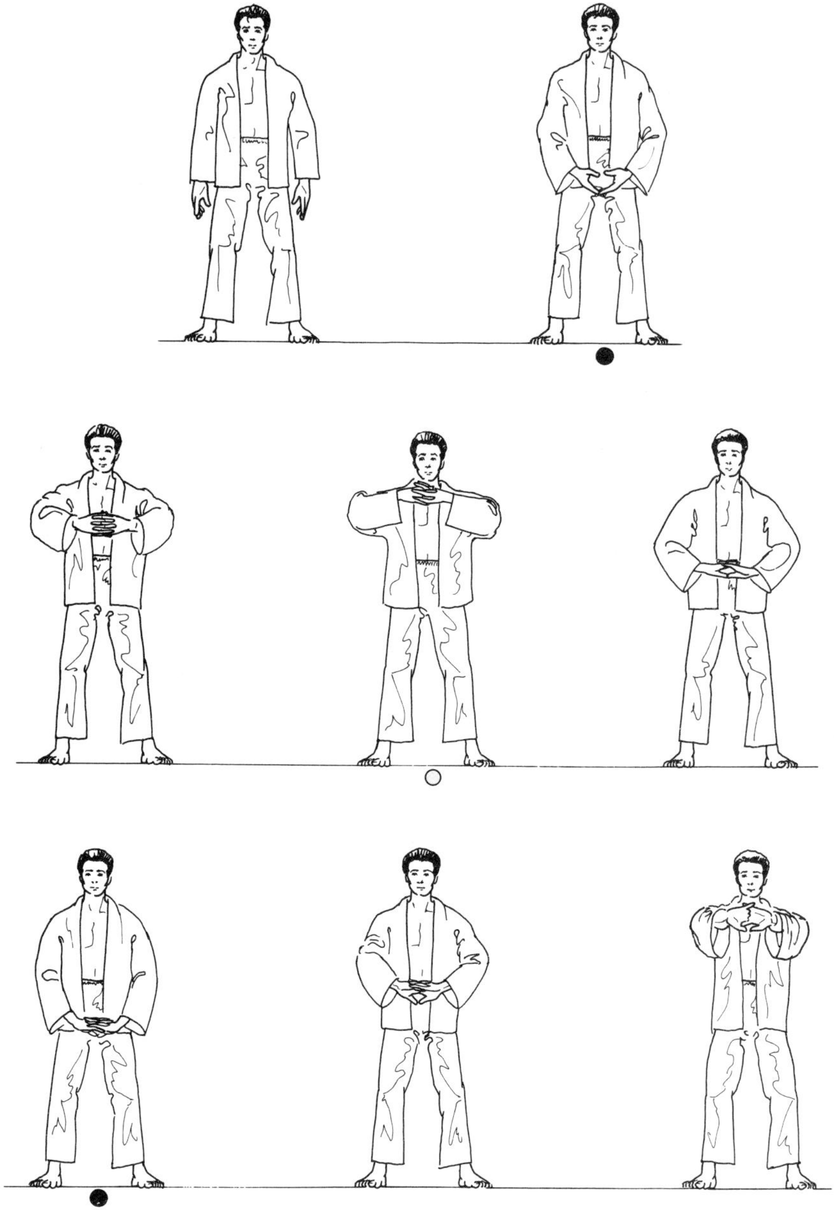

Erster Brokat: Den Himmel mit beiden Händen stützen

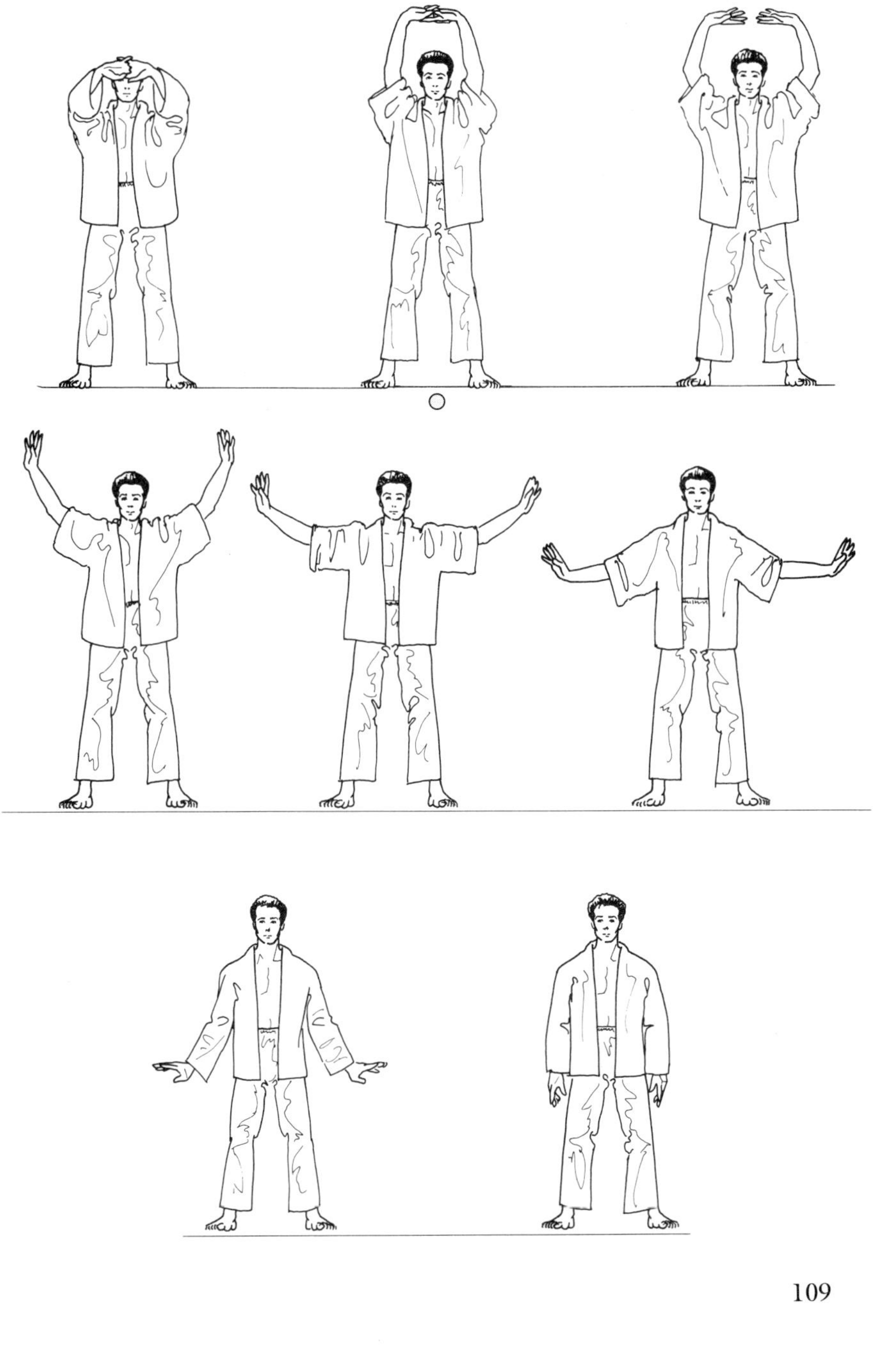

Zweiter Brokat: Den Bogen spannen und den Adler schießen

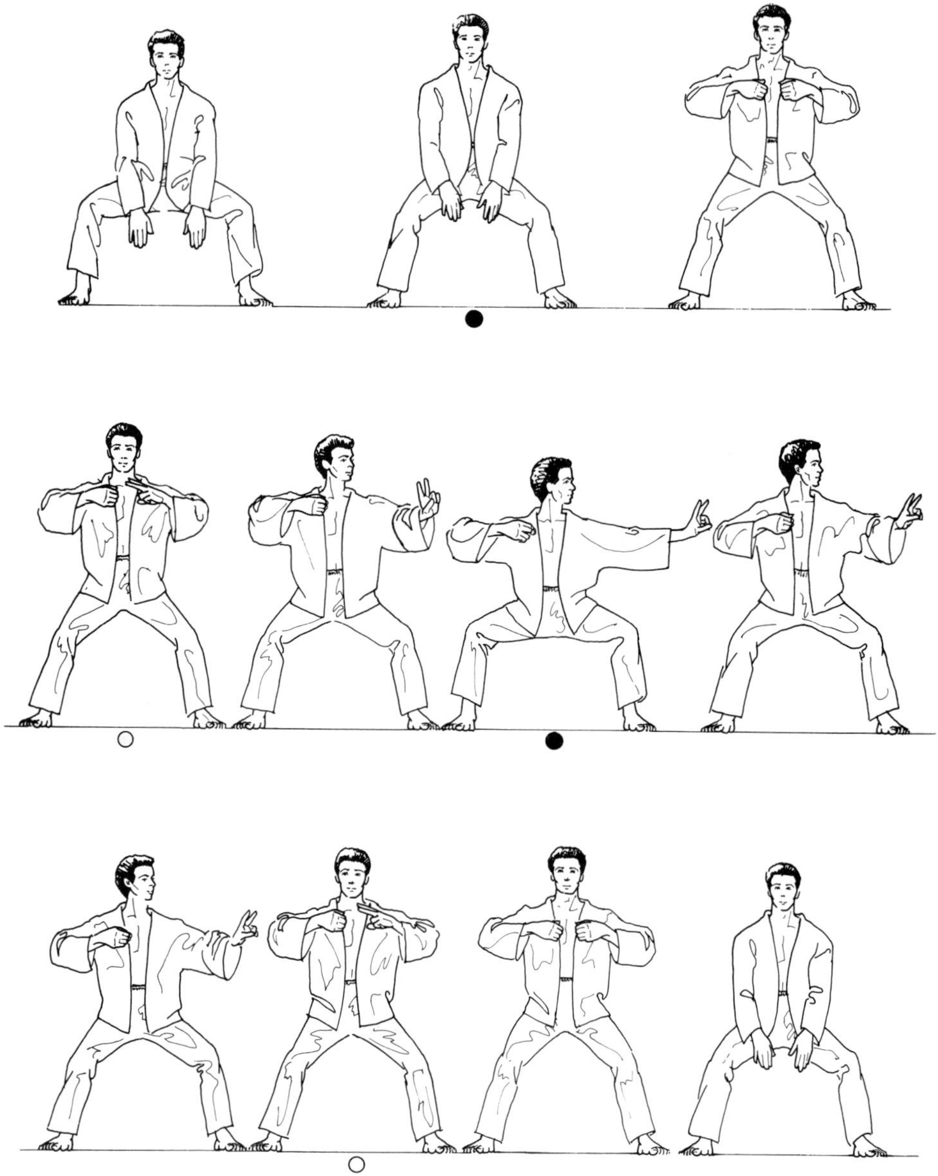

Zweiter Brokat: Den Bogen spannen und den Adler schießen

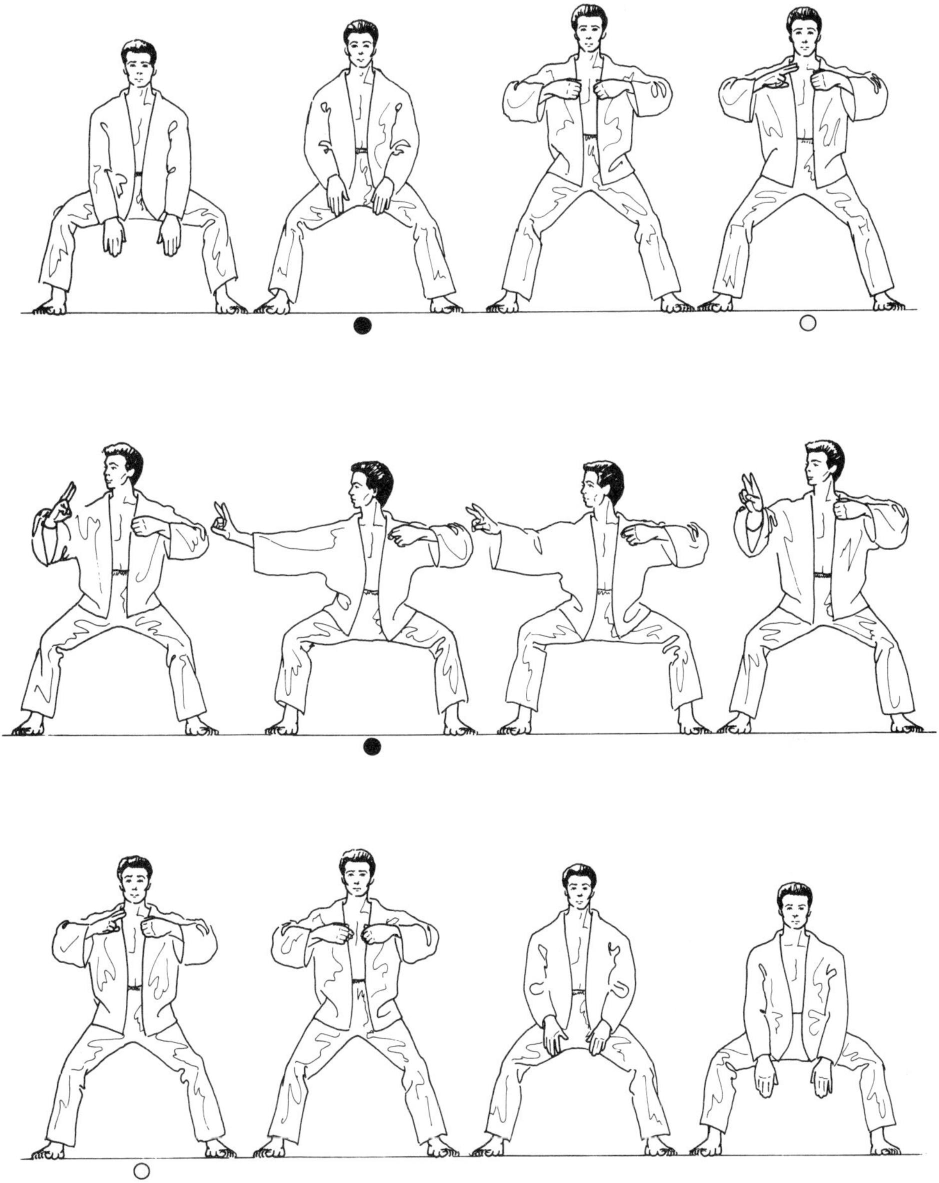

Dritter Brokat: Eine Hand heben

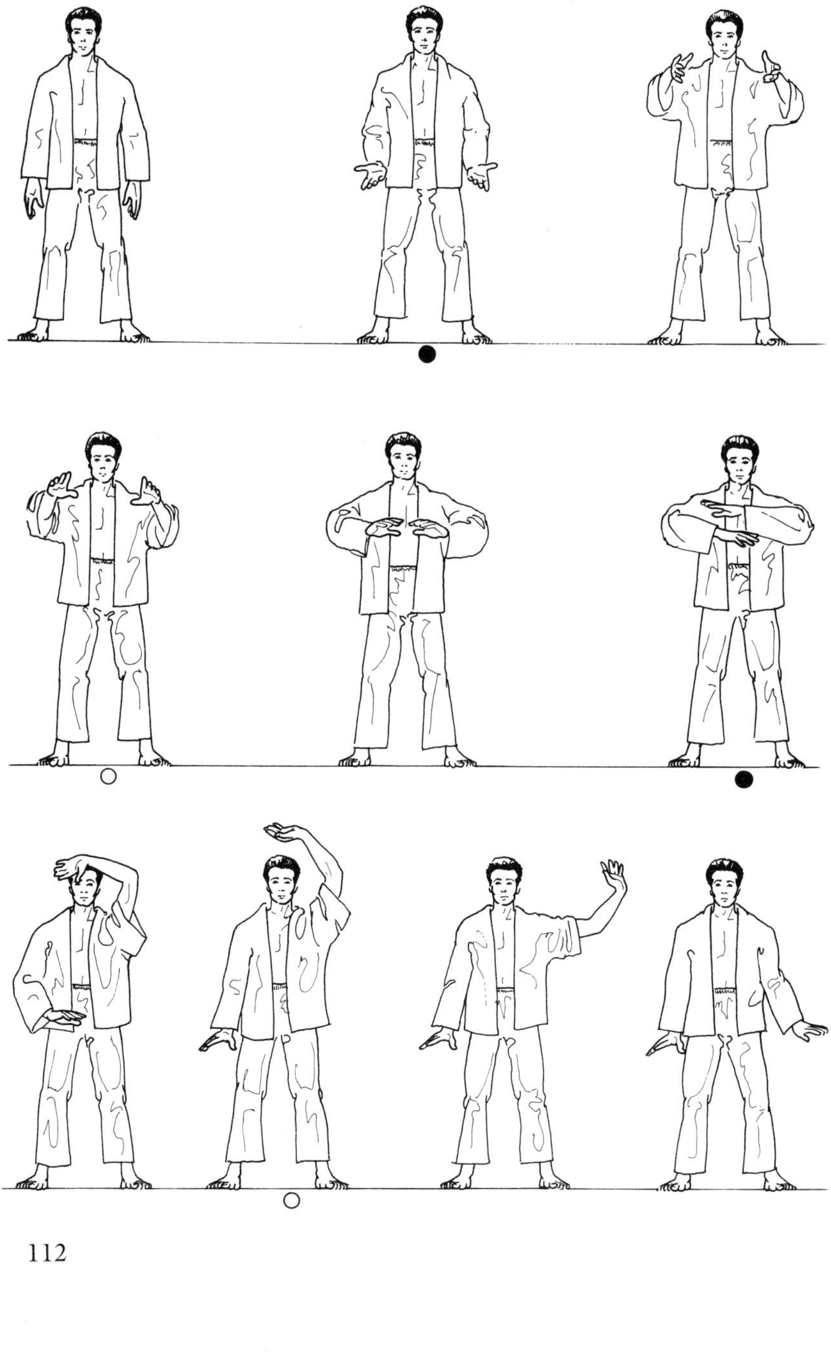

Dritter Brokat: Eine Hand heben

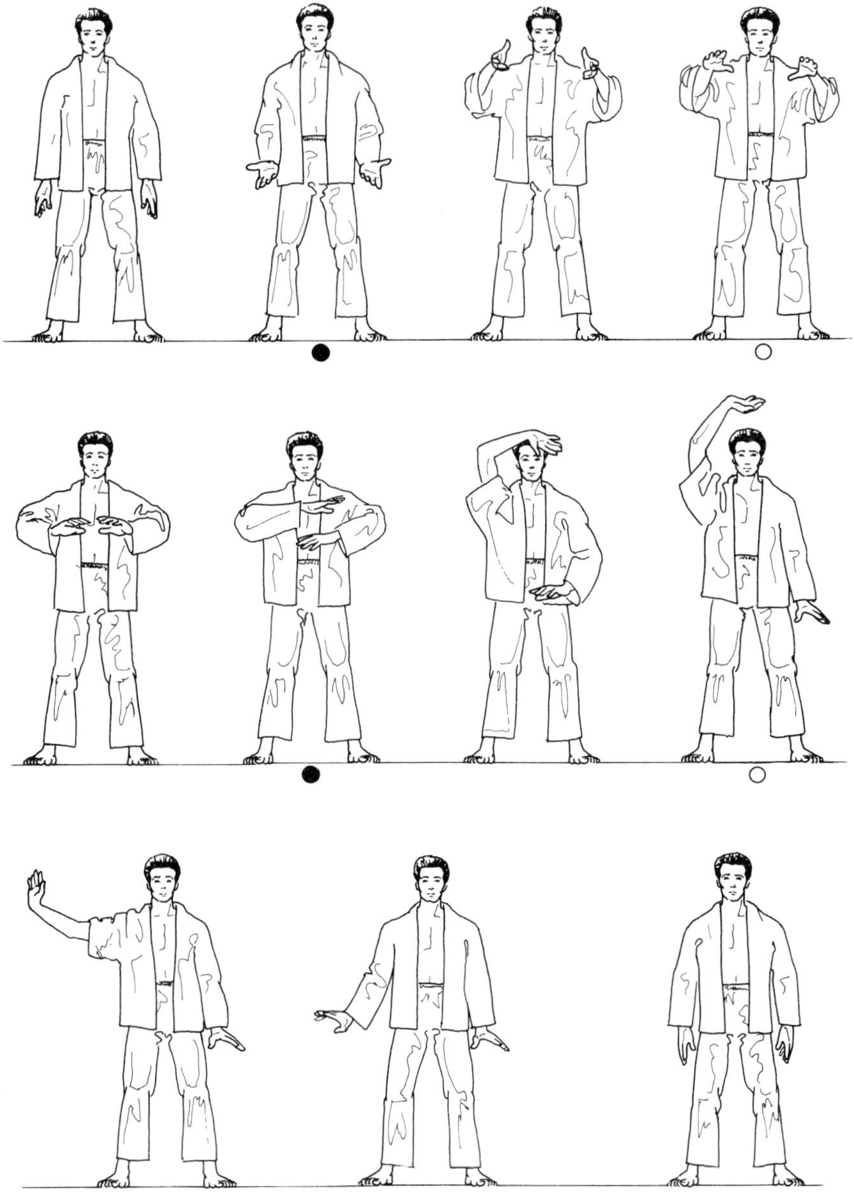

Vierter Brokat: Hinter sich blicken

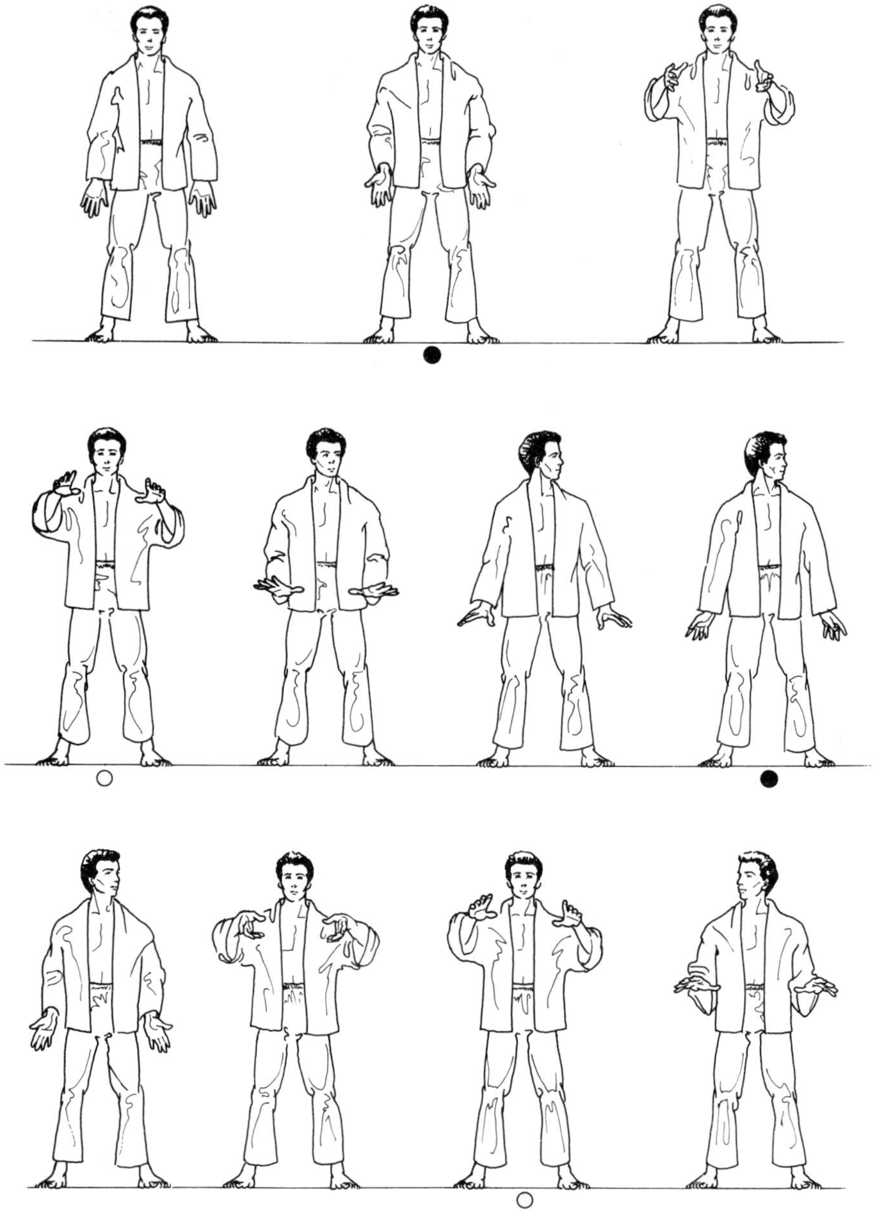

Vierter Brokat: Hinter sich blicken

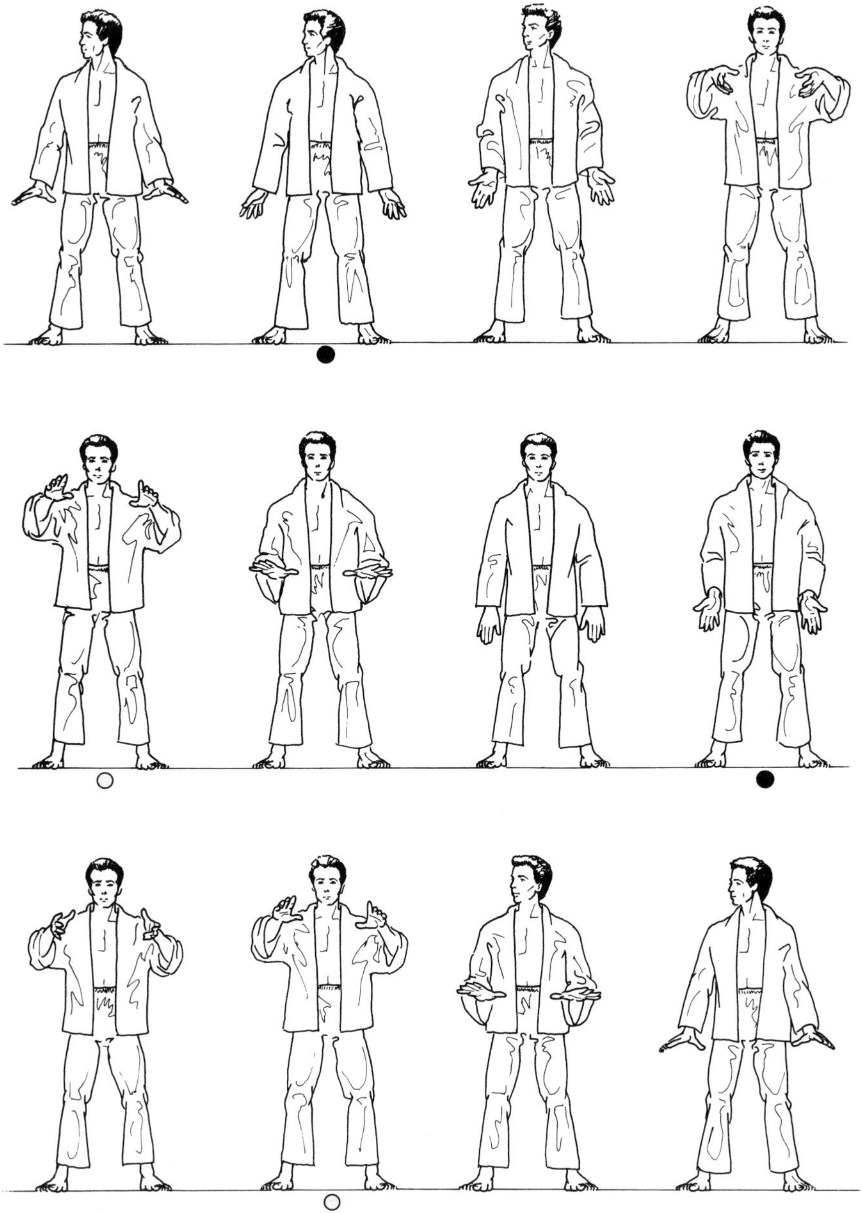

Vierter Brokat: Hinter sich blicken

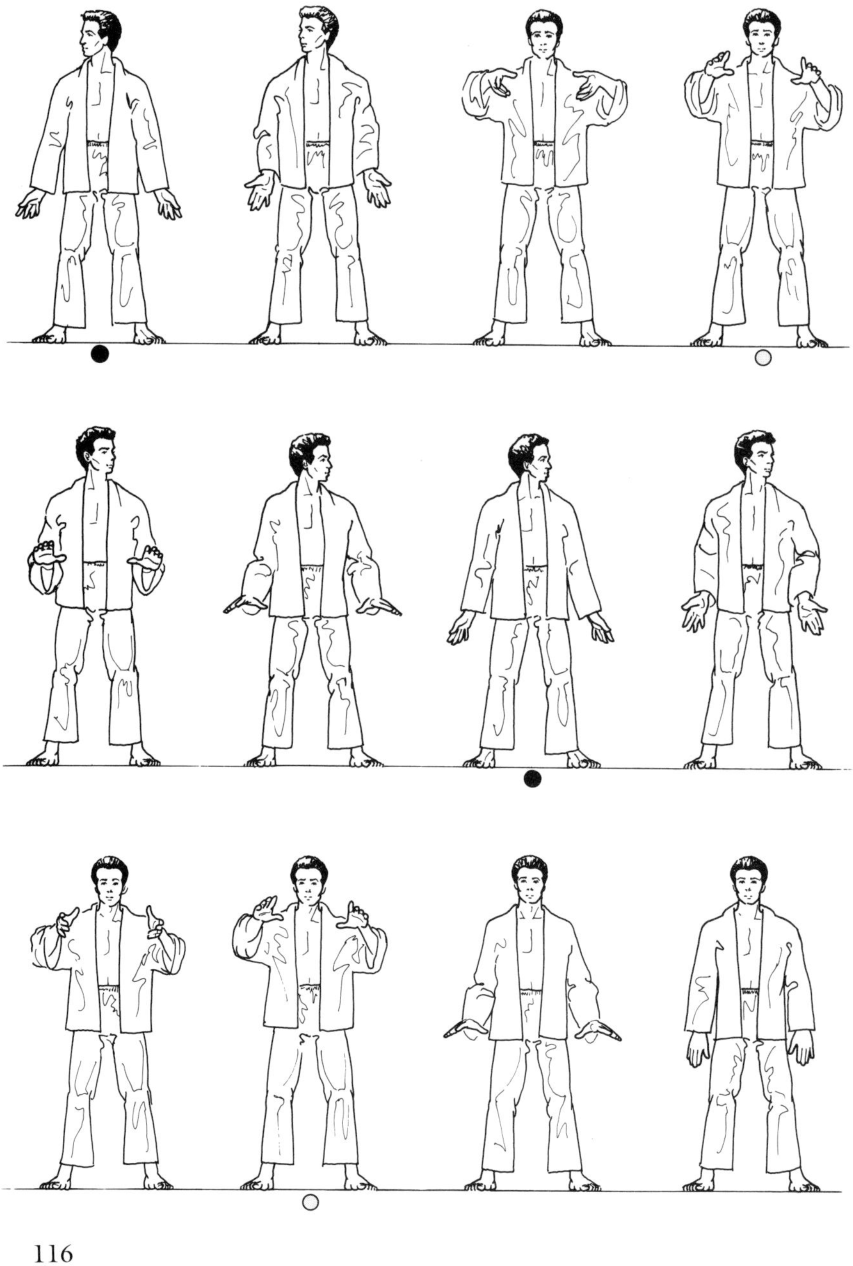

Fünfter Brokat: Den Oberkörper kreisen

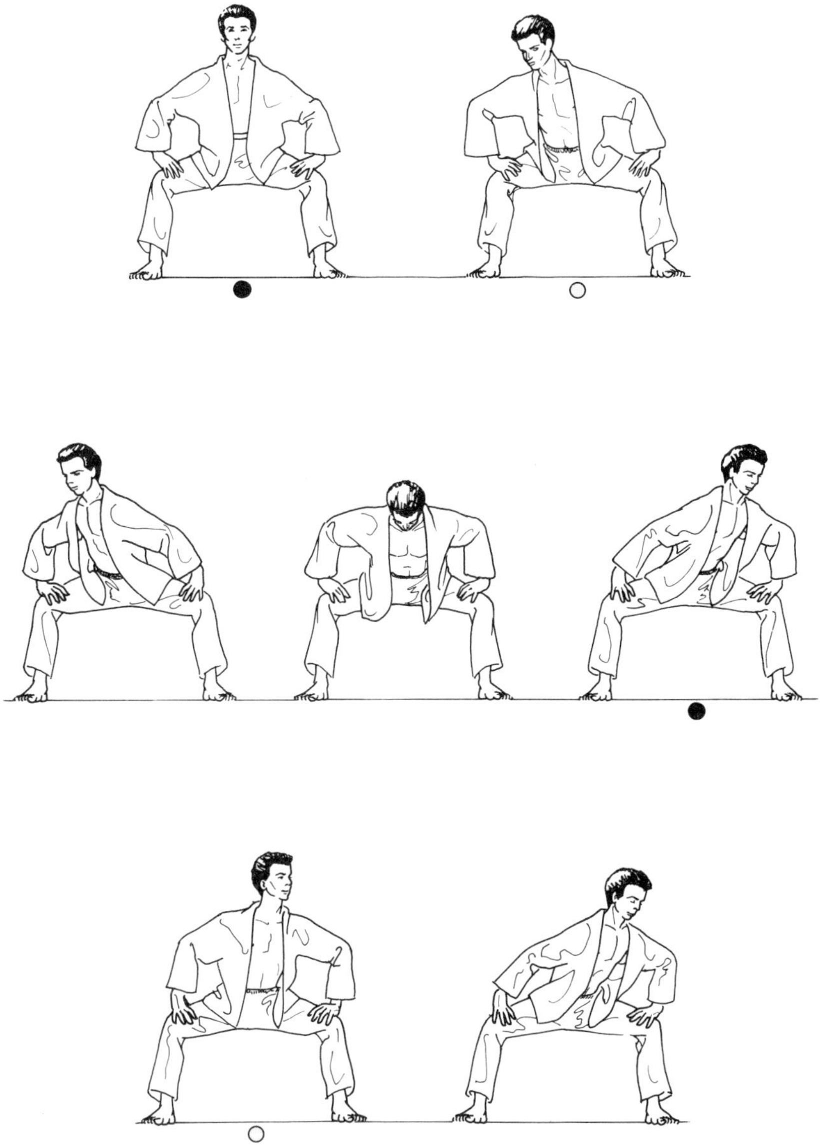

Fünfter Brokat: Den Oberkörper kreisen

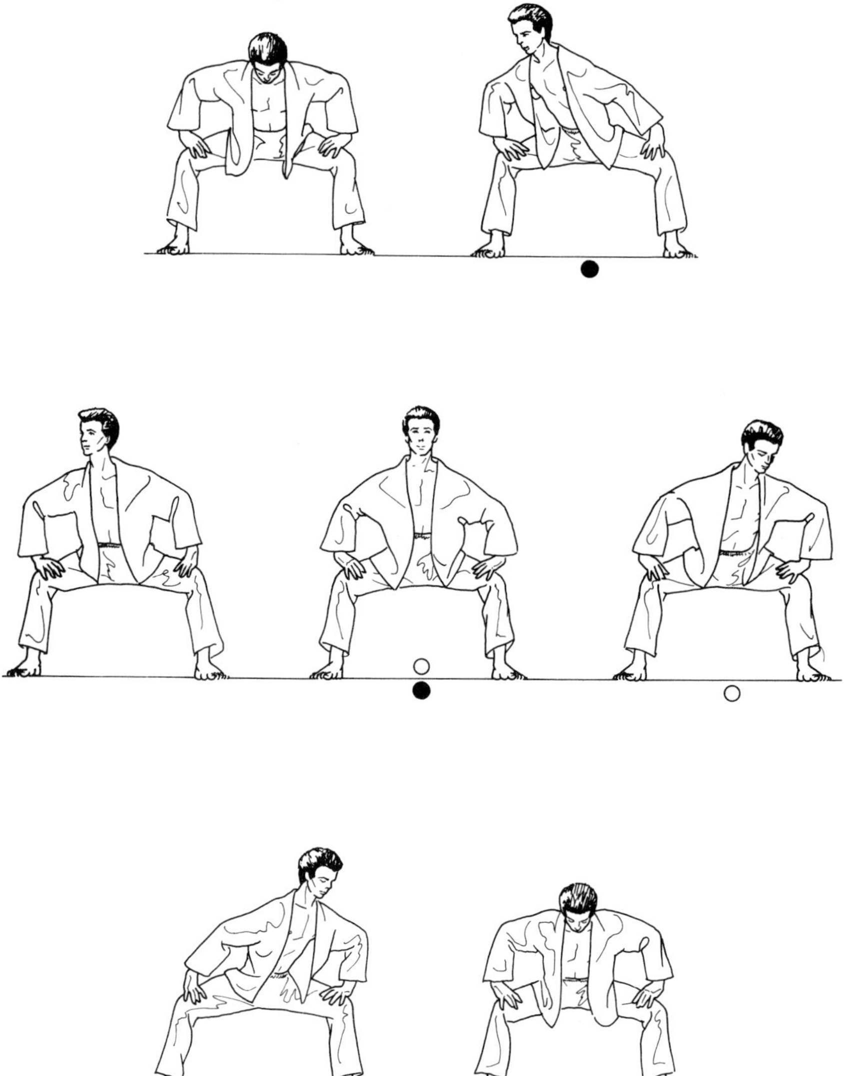

Fünfter Brokat: Den Oberkörper kreisen

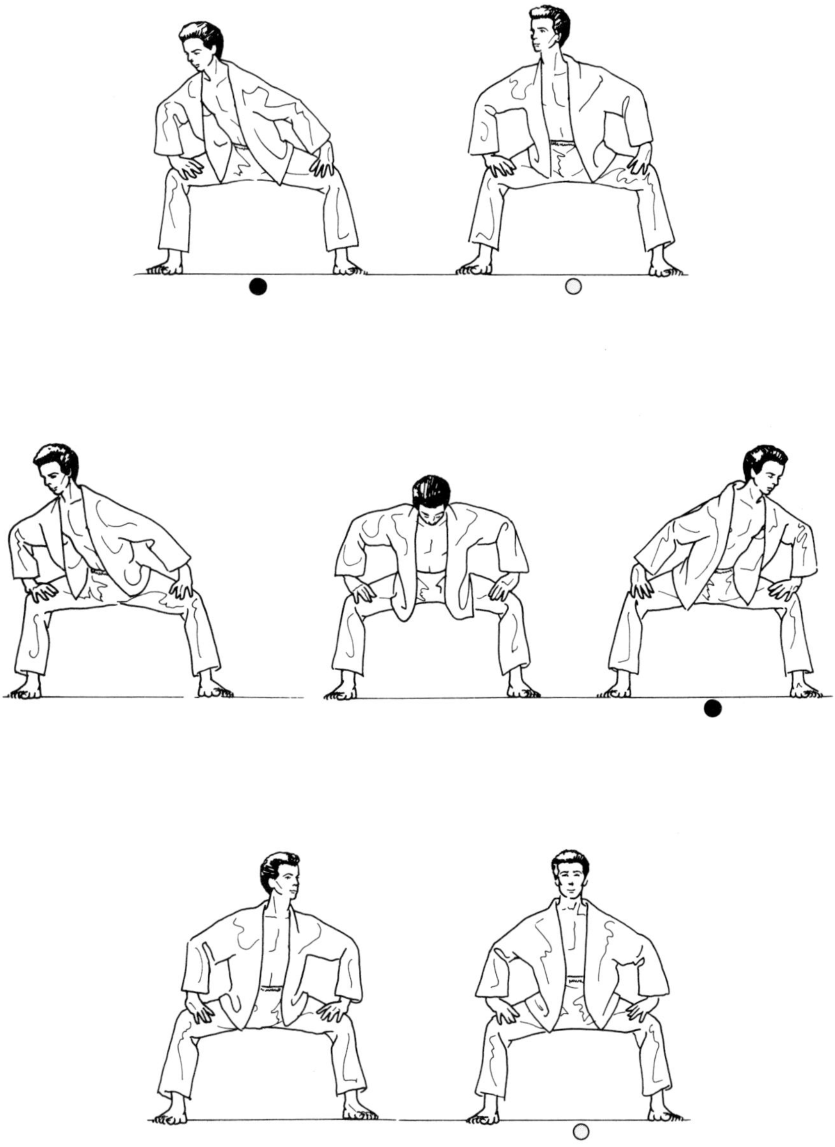

Sechster Brokat: Mit beiden Händen die Füße fassen

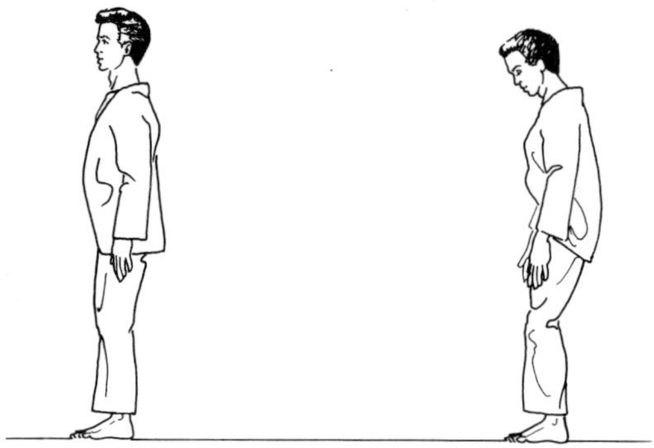

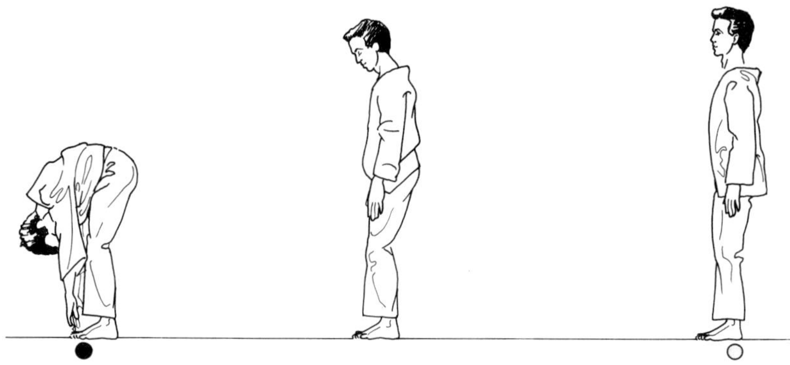

Siebter Brokat: Die Fäuste ballen

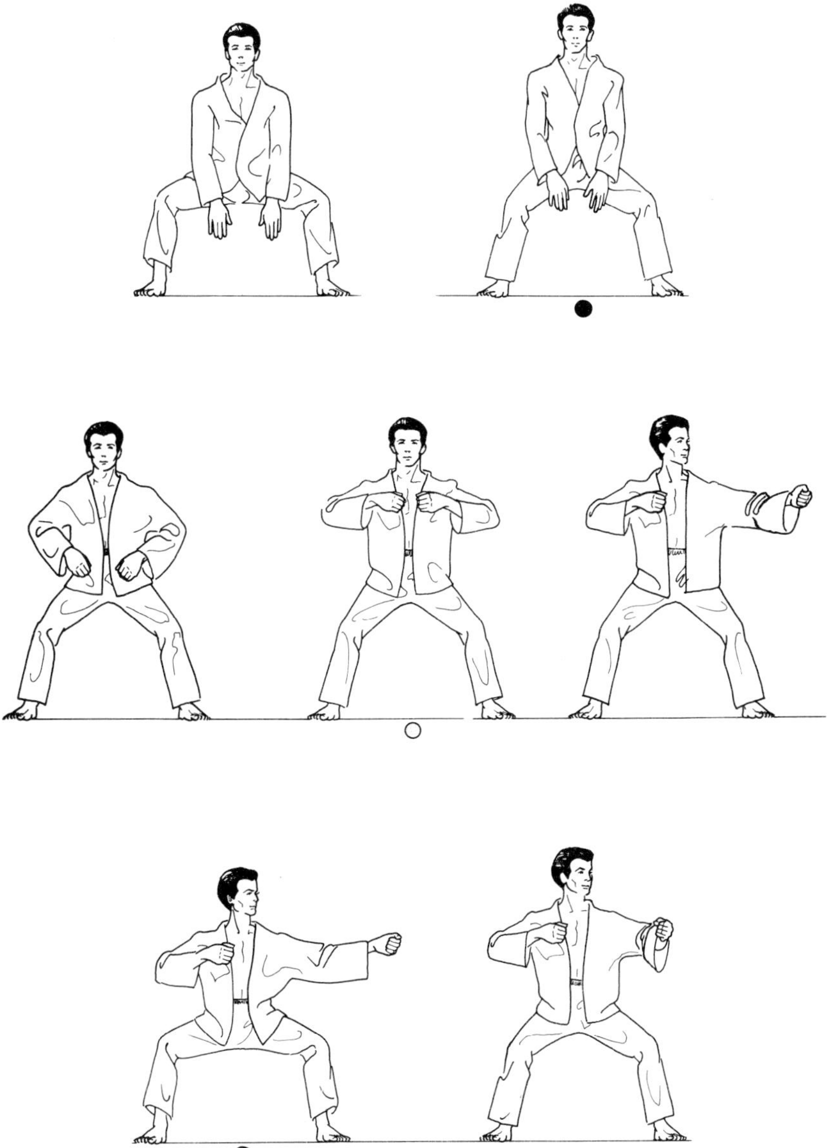

Siebter Brokat: Die Fäuste ballen

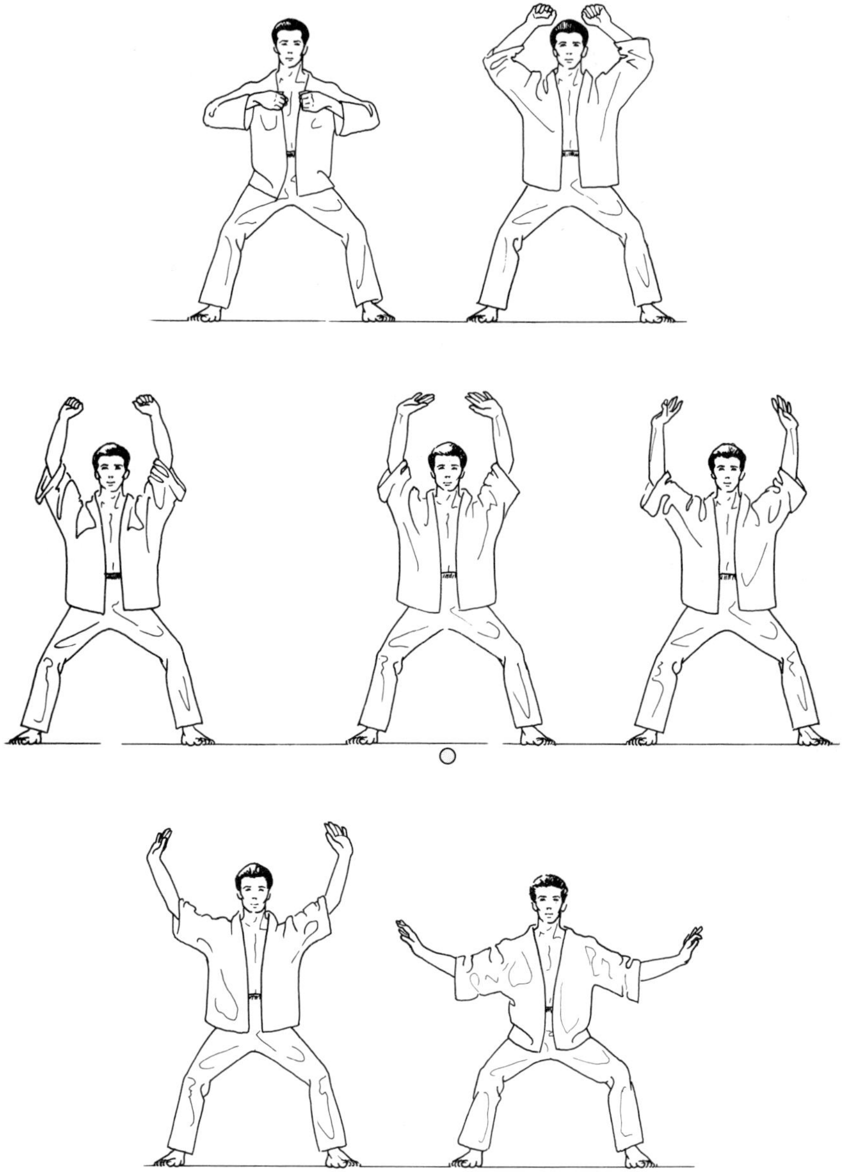

Siebter Brokat: Die Fäuste ballen

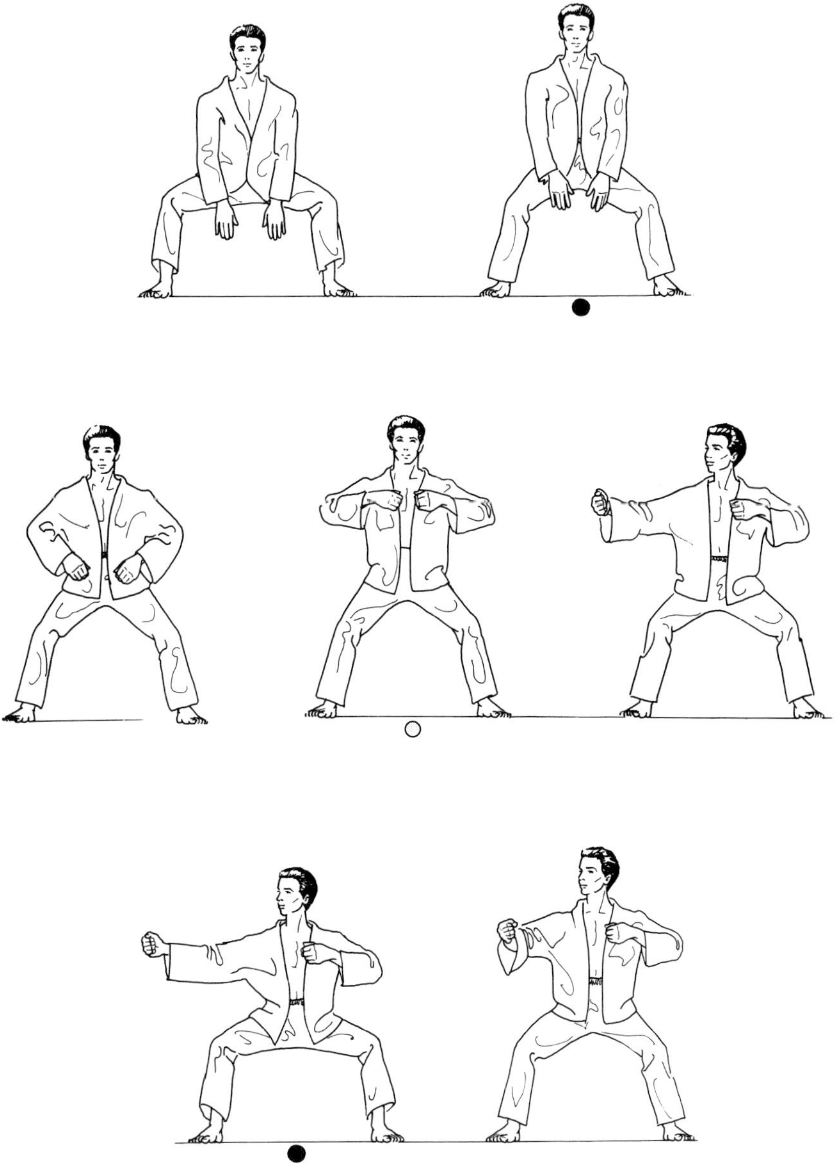

Siebter Brokat: Die Fäuste ballen

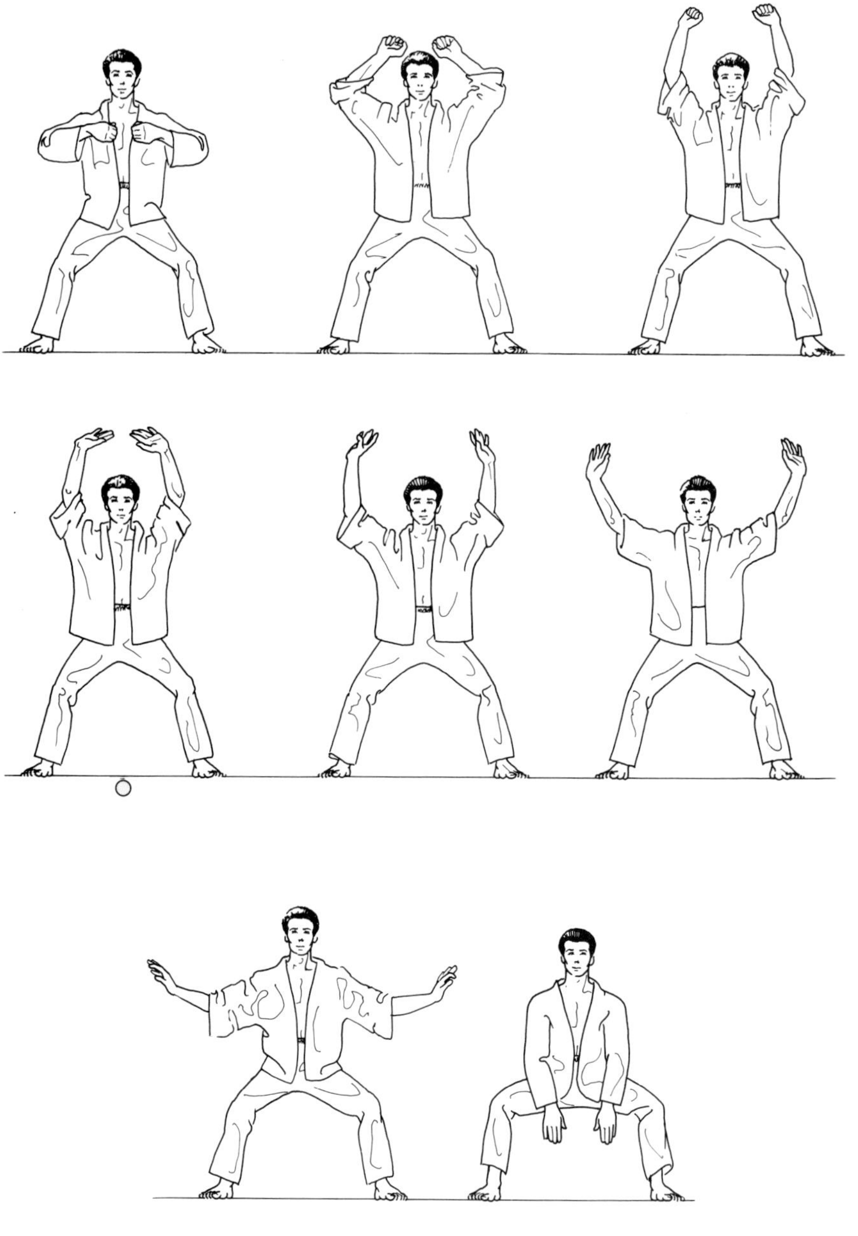

Achter Brokat: Den Rücken schütteln

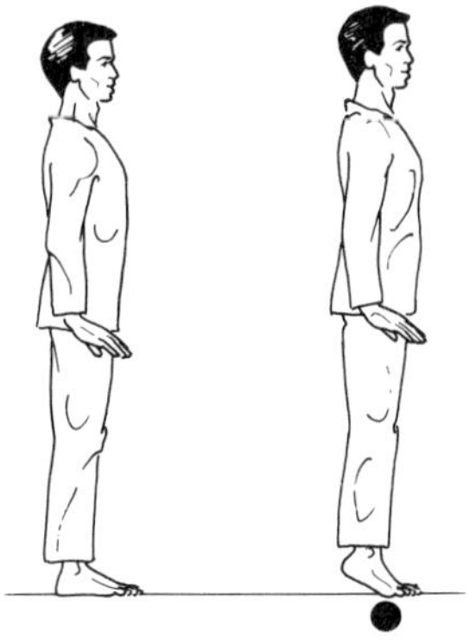

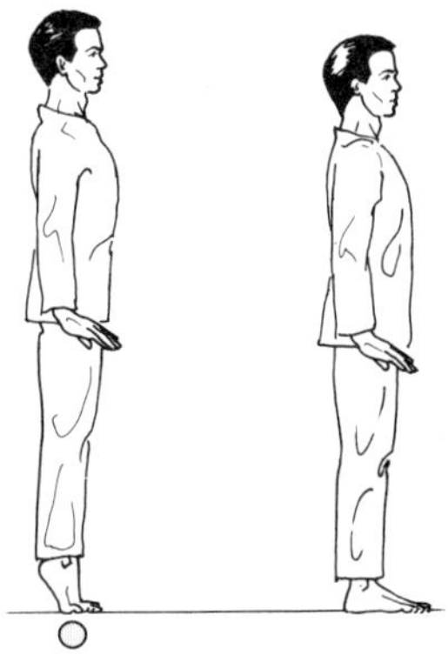

Literaturhinweise

Briggs, John / Peat, F. David
Die Entdeckung des Chaos
München 1993

Chang, Edward G. (Hg.)
Gesundheit und Fitness aus dem Reich der Mitte
Bern / München / Wien 1989

Chuen, Lam Kam
Energie und Lebenskraft durch CHI GONG
München 1991

Fischer, Theo
Wu wei
Reinbek 1992

Hackl, Monika
Hui Chuan Gong
München 1992

Hawking, Stephen W.
Eine kurze Geschichte der Zeit
Reinbek 1991

Jarosch, Ingo
TAI CHI – Neue Körpererfahrung und Entspannung
Reinbek 1990

Kelder, Peter
Die Fünf ‹Tibeter›
Wessobrunn 1993

Dr. Kuan Hin
Chinesische Massage und Akupunktur
Reinbek 1993

Lao Tse
TAO TE KING
Zürich 1985

Lie, Foen Tjoeng
Chinesische Punktmassage Akupressur
Niedernhausen / Ts. 1991

Luby, Sue
Hatha Yoga
Reinbek 1990

Maier, Heribert
Pa Tuan Chin
Kassel 1992

Masunaga / Ohashi
Shiatsu
Reinbek 1992

Methfessel, Thomas
Tai Chi für Anfänger
Wiesbaden 1990

Moegling, Klaus und Barbara
TAI CHI als sanfte Körpererfahrung
Niedernhausen / Ts. 1987

Reid, Howard
Wege zur Harmonie
München 1989

Shih, Tzu Kuo
Der Schwimmende Drache
Basel 1991

Tung
Wushu – Das chinesische Gesundheitsprogramm
München 1987

Vu Chi, Tran
Heilen durch Bewegung
Reinbek 1993

rororo-Bücher zum Thema

Deenbandhu, Yogi (Detlef Uhle)
Yoga für alle
Übungen für jeden Tag
9386, DM 16,90

Hin, Kuan
Chinesische Massage und Akupressur
Eine Anleitung zur Selbsthilfe
9346, DM 14,90

Jarosch, Ingo
Tai Chi
Neue Körpererfahrung und Entspannung
8803, DM 14,80

Luby, Sue
Hatha Yoga
Entspannen, auftanken, sich wohl fühlen
8592, DM 16,80

Masunaga, Shitsuto / Ohashi, Wataru
Shiatsu
Theorie und Praxis der japanischen Heilmassage
8416, DM 14,80

Selby, John
Atmen und leben
Ganzheitliche Gesundheit durch Atemintegration
8320, DM 10,80

Tran Vu Chi
Heilen durch Bewegung
Schnelle Selbsthilfe durch WA DO bei Krankheiten und Beschwerden
9615, DM 16,90